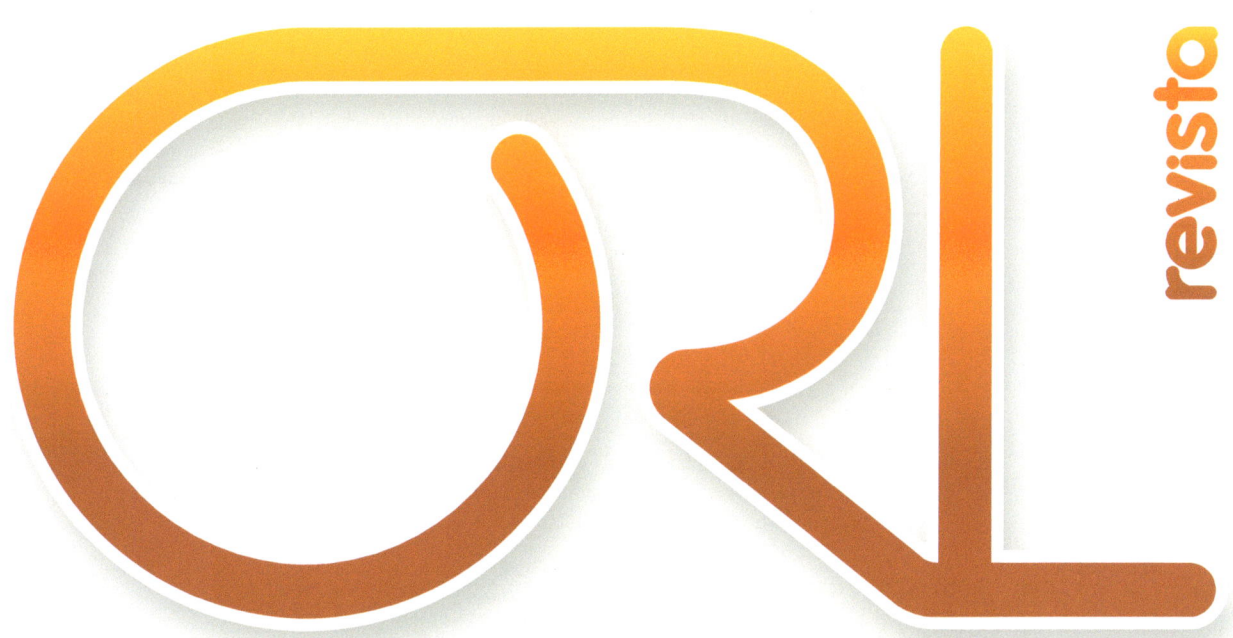

OTORRINOLARINGOLOGÍA

DOCUMENTACIÓN EN OTORRINOLARINGOLOGÍA

METODOLOGÍA DE INVESTIGACIÓN

I0393361

Vol. 8, N. 1, 2017

eISSN: 2444-7986

DOI: https://doi.org/10.14201/orl201781

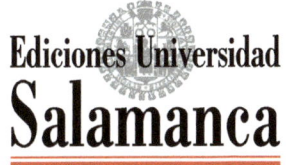

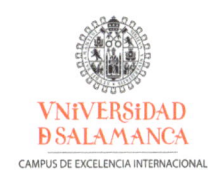

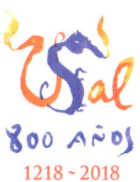

REVISTA ORL
E-ISSN: 2444-7986 – DOI: HTTPS://DOI.ORG/10.14201/ORL201781
CDU: 616.2 –IBIC: OTORRINOLARINGOLOGÍA (NARIZ, GARGANTA, OÍDOS) [MJP] – BIC: OTORHINOLARYNGOLOGY [ENT] –
BISAC: MEDICAL / OTORHINOLARYNGOLOGY [MED066000]
VOL. 8, N. 1, 2017

REVISTA ORL
E-ISSN: 2444-7986 – DOI: HTTPS://DOI.ORG/10.14201/ORL201781
CDU: 616.2 –IBIC: OTORRINOLARINGOLOGÍA (NARIZ, GARGANTA, OÍDOS) [MJP] – BIC: OTORHINOLARYNGOLOGY [ENT] –
BISAC: MEDICAL / OTORHINOLARYNGOLOGY [MED066000]
VOL. 8, N. 1, 2017

ÍNDICE

EDITORIAL

Anclados en el futuro
José Luis PARDAL-REFOYO
1-3

ARTÍCULO ORIGINAL

Experiencia con Video Head Impulse Testing (vHIT)
Carmen ÁLVAREZ-SANTACRUZ, María LÓPEZ-ROBLES, Diego
HELLÍN-MESSEGUER
5-15

Sistema de notificación de incidentes sin daño en el sistema de salud de Castilla y León
María José PEREZ-BOILLOS, Montserrat ALCALDE-MARTÍN, Isabel GARCÍA-PALOMAR, Josefa GONZÁLEZ-PASTRANA, Mª Soledad MONTERO-ALONSO, Pilar GARCÍA-ESPINOSA
17-21

ARTÍCULO DE REVISIÓN

Bloqueo de la vía aérea tras la extubación. Revisión bibliográfica
Álvaro SÁNCHEZ-TABERNERO, José Luis PARDAL-REFOYO, Jesús Javier CUELLO-AZCÁRATE
23-29

Resonancia magnética en hipoacusia y vértigo
Manuel Ángel MARTÍN-PÉREZ, José Martín MARÍN-BALBÍN, Rodrigo BLANCO-HERNÁNDEZ, Ignacio MARTÍN-GARCÍA, Roberto TABERNERO-RICO, Miguel GONZALO-DOMÍNGUEZ
31-46

Evidencia y recomendación. ¿La neuromonitorización intermitente es útil para la reducción de parálisis de nervio laríngeo recurrente en cirugía de tiroides?
José Luis PARDAL-REFOYO
47-51

CASO CLÍNICO

Implante coclear en enfermedad de Ménière bilateral. Descripción de un caso
Ainhoa MORENO-BRAVO, Hortensia SÁNCHEZ-GÓMEZ, Gabriel Alejandro AGUILERA-AGUILERA, Myriam GONZÁLEZ-SÁNCHEZ, Santiago SANTA CRUZ-RUIZ, Ángel BATUECAS-CALETRÍO
53-60

Estenosis subglótica como manifesteción en la enfermedad de Wegener. Descripción de un caso
Sofía VALLE-OLSEN, Rafael CABANÁS-VEGA, Óscar Emilio CAZORLA-RAMOS, José PÉREZ-ARCOS
61-64

Odinofagia y cervicobraquialgia en síndrome de Eagle. Descripción de un caso
Elena SANCHEZ-LEGAZA, José Luis REPETTO-LOPEZ, Regla GALLEGO-GALLEGOS
65-68

REVISTA ORL
E-ISSN: 2444-7986 – DOI: HTTPS://DOI.ORG/10.14201/ORL201781
CDU: 616.2 –IBIC: OTORRINOLARINGOLOGÍA (NARIZ, GARGANTA, OÍDOS) [MJP] – BIC: OTORHINOLARYNGOLOGY [ENT] –
BISAC: MEDICAL / OTORHINOLARYNGOLOGY [MED066000]
VOL. 8, N. 1, 2017

TABLE OF CONTENTS

EDITORIAL

Anchored in the future
José Luis PARDAL-REFOYO
1-3

ORIGINAL

Experience with Video Head Impulse Testing (vHIT)
Carmen ÁLVAREZ-SANTACRUZ, María LÓPEZ-ROBLES, Diego
HELLÍN-MESSEGUER
5-15

Notification system of incidents without damage in the health system of Castilla y
León (Spain)
María José PEREZ-BOILLOS, Montserrat ALCALDE-MARTÍN, Isabel GARCÍA-
PALOMAR, Josefa GONZÁLEZ-PASTRANA, Mª Soledad MONTERO-ALONSO,
Pilar GARCÍA-ESPINOSA
17-21

REVIEW

Post-extubation airway obstruction. Literature review
Álvaro SÁNCHEZ-TABERNERO, José Luis PARDAL-REFOYO, Jesús Javier
CUELLO-AZCÁRATE
23-29

Magnetic resonance in hearing loss and vertigo
Manuel Ángel MARTÍN-PÉREZ, José Martín MARÍN-BALBÍN, Rodrigo BLANCO-
HERNÁNDEZ, Ignacio MARTÍN-GARCÍA, Roberto TABERNERO-RICO, Miguel
GONZALO-DOMÍNGUEZ
31-46

Evidence and recommendation. Intermitent neuromonitoring in thyroid surgery is
usefulness for reduction of recurrent nerve palsy?
José Luis PARDAL-REFOYO
47-51

CASE REPORT

Cochlear implantation in bilateral Ménière's disease. A case report
Ainhoa MORENO-BRAVO, Hortensia SÁNCHEZ-GÓMEZ, Gabriel Alejandro
AGUILERA-AGUILERA, Myriam GONZÁLEZ-SÁNCHEZ, Santiago SANTA CRUZ-
RUIZ, Ángel BATUECAS-CALETRÍO
53-60

Subglotic Stenosis as manifestation in Wegener's Disease. A case report
Sofía VALLE-OLSEN, Rafael CABANÁS-VEGA, Óscar Emilio CAZORLA-RAMOS,
José PÉREZ-ARCOS
61-64

Odynophagia and cervicobrachialgia in Eagle`s Syndrome. A case report
Elena SANCHEZ-LEGAZA, José Luis REPETTO-LOPEZ, Regla GALLEGO-
GALLEGOS
65-68

eISSN 2444-7986
DOI: https://doi.org/10.14201/orl201781.15663

Editorial

ANCLADOS EN EL FUTURO

Anchored in the future

José Luis PARDAL-REFOYO

Director de Revista ORL

Correspondencia: jlpardal@usal.es

Fecha de publicación: 23 de enero de 2017
Fecha de publicación del fascículo: 1 de marzo de 2017

Hasta hace un momento daba por perdidas mis anotaciones sobre esta carta. Así echaba de menos la época del cuaderno y de las notas escritas en el papel. Hoy estamos rodeados de dispositivos y esto nos hace vulnerables. No voy a entrar más que en esta superficie bajo la cual hay mucho sobre lo que hablar y sobre lo que cada uno tendrá su opinión. Las notas aparecieron en un fichero de mi tableta que, simplemente, había cambiado de lugar entre los miles de documentos que almaceno. Un simple cambio que puede hacer del documento un desaparecido porque, entre las prisas, no había recibido el nombre correcto. He aquí un ejemplo de la vulnerabilidad de la que hablo y como un documento puede ser invisible. Este temor a la pérdida nos lleva a la compulsiva necesidad de hacer copias y más copias de seguridad. Nada más inseguro. Un cambio en el soporte, en los programas o en los sistemas de reproducción y la copia también pasará a ese mundo de los perdidos en el que se encontrarán, pienso, millones de documentos y de información sin nadie a quien poder informar, olvidados. Este es uno de los muchos riesgos de la documentación que generamos, que las generaciones futuras pierdan los códigos y no hallen su «piedra de Rosetta» para descifrar los contenidos y nos olviden.

Para evitar el olvido seguimos nuestros rituales, y tal vez el más hermoso sea el de comunicarnos, así también nos recordamos. Y otros buscan, investigan el pasado y al comunicar, recuerdan, sacan del olvido y hacen presente a aquéllos cuyas huellas aún perduran.

Uno de los objetivos permanentes de cualquier medio de comunicación es obtener la máxima visibilidad, llegar al mayor número de personas a las que potencialmente pueda interesarles la información publicada.

El 6 de diciembre recibimos la noticia de que *Revista ORL* había sido incluida en el *Emerging Source Citation Index* —ESCI— de la *Web of Science* —WoS— solicitada tan solo unas semanas antes, antesala del tan codiciado *Journal Citation Reports* —JCR— [1, 2]. Un premio al esfuerzo de estos meses que nos ayuda, sin duda, a seguir trabajando por conseguir que *Revista ORL* vaya mejorando su posición progresivamente en las bases de datos biomédicas (IBECS, SciELO, Medline). En ESCI ya están otras revistas del grupo Ediciones Universidad de Salamanca (EUSAL): «*América Latina Hoy*», «*Zephyrus*», y «*Fonseca. Journal of Communication*» [3-6].

El 13 de diciembre de 2016 el centro de atención estuvo en la revista «*Studia Historica. Historia Antigua*», dirigida por el Profesor Manuel Salinas de Frías, por la obtención del sello de calidad FECYT [7, 8]. La satisfacción de veía en su rostro, se entendía en sus palabras y estaba en todos los presentes [9]. Además, renovaron su sello FECYT otras cuatro revistas editadas por EUSAL: «*América Latina Hoy*», «*Studia Historica. Historia Moderna*», «*Teoría de la Educación. Revista Interuniversitaria*» y «*Zephyrus*». [3, 4, 10, 11]. *Revista ORL* va por su misma senda para conseguir el reconocimiento del sello de calidad que significa FECYT.

Dice alguien que conoce bien la actividad de *Revista ORL*, y que por amor a su trabajo le da color, que «ORL es más que una revista» [12]. Y así es, «… es una zona de ocio, de creatividad…», «… una oportunidad para disfrutar comunicando» [13]. *Revista ORL* es «… de acceso restringido a quienes quieran comunicar disfrutando» [12]. Y este espíritu es el que debe prevalecer, porque la consecución de los objetivos vendrá sola. Hay muchas revistas, pero una de las características del universo es paradójicamente la diversidad en cualquier área en la que nos fijemos (cosmológica, biológica, social) y justamente la pérdida de esa diversidad conduce a la extinción del sistema. Por tanto, la diversidad es una fortaleza.

En noviembre de 2016 tuvimos la oportunidad de asistir al «Curso de certificación XML JATS» ofrecido por Redalyc [14]. Los editores de EUSAL mantienen un esfuerzo continuo para mejorar la visibilidad de las publicaciones y cumplir los protocolos de interoperatividad. Actualmente el lector es un usuario web y las revistas deben aprovechar ese potencial para situarse (conexión de información, conocimiento, inteligencia, personas), por ello nos acercaremos a la marcación XML tan necesaria para estar en las bases de datos biomédicas.

Todo esto significa una voluntad común en la que editores, autores y revisores están implicados. El editor desea ofrecer un producto que facilite la publicación de los informes de investigación y el autor desea que su informe sea publicado, visible para quienes deseen utilizarlo y, si es posible, recuperar el esfuerzo en forma de citación por parte de otros autores. Este aspecto, el de la citación, va a depender de muchos factores. Unos relacionados con la visibilidad (que la información se encuentre donde los lectores esperan encontrarla) y otros relacionados con la calidad del informe de investigación. Ambos se relacionan y se retroalimentan. Por eso, pese a las dificultades, estos son los objetivos, mejorar la visibilidad con herramientas como son el esfuerzo, la internacionalización y la mejora de la gestión editorial.

No quiero profundizar sino trazar líneas que creen inquietud en quienes lean este editorial. Recomiendo la lectura de las reflexiones de Lorenzo García Aretio que las creo muy acertadas y me identifico con ellas [15].

La actividad de los editores y revisores debe ser incluida en los *curricula*. Entre los muchos errores que se heredan y contra los que hemos de luchar los editores en lengua española está el de mirar hacia otro lado, exclusivamente evaluando y premiando el papel de autor que ve su trabajo publicado (todos lo somos en algún momento), olvidando que los informes de investigación, sean o no publicados, generan conocimiento y precisan esfuerzo editorial.

La actividad editorial tiene su aspecto de monotonía. Los plazos, los formalismos, las normas, las decisiones difíciles, pero tiene mucho de actividad creativa en la planificación. Esa es la compensación, el gusto por facilitar la publicación. Tenemos claras referencias de los mejores para seguir las mejores prácticas editoriales y dar el salto a las plataformas más especializadas.

Dice Eduardo Anitua que los soñadores viven anclados en el futuro [16]. Y así debe ser. Desde los editoriales hemos apelado a la responsabilidad, al esfuerzo, al trabajo… [17] y no puede ser de otro modo, ningún proyecto se materializa sin ellos.

Ponemos nuestra mirada en el futuro, camino y residencia de los soñadores con nuestras herramientas, la «hoja y el lápiz para un oído limpio, curioso y desconfiado» [18].

Como siempre os doy las gracias y deseo a todos los que colaboráis con *Revista ORL*, un provechoso año 2017.

REFERENCIAS

1. Web of Science. Disponible en: https://apps.webofknowledge.com/. [Citado el 22 de enero de 2017].

2. Journal Citation Reports. Disponible en: https://incites.thomsonreuters.com/. [Citado el 22 de enero de 2017].

3. América Latina Hoy. Disponible en: Http://revistas.usal.es/index.php/1130-2887/index. [Citado el 22 de enero de 2017].

4. Zephyrus. Disponible en: http://revistas.usal.es/index.php/1130-2887/index. [Citado el 22 de enero de 2017].

5. Fonseca. Journal of Communication. Disponible en: http://revistas.usal.es/index.php/2172-9077/index. [Citado el 22 de enero de 2017].

6. Ediciones Universidad de Salamanca. Disponible en: Http://www.eusal.es/. [Citado el 22 de enero de 2017].

7. Studia Historica. Historia Antigua. Disponible en: http://revistas.usal.es/index.php/0213-2052/index. [Citado el 22 de enero de 2017].

8. FECYT. Fundación Española para la Ciencia y la Tecnología. Disponible en: https://www.fecyt.es/. [Citado el 22 de enero de 2017].

9. Comunicación Universidad de Salamanca. La revista 'Studia Historica. Historia Antigua' publicada por Ediciones Universidad de Salamanca recibe el sello de calidad FECYT. 13/12/2016. Disponible en: http://saladeprensa.usal.es/node/104657. [Citado el 22 de enero de 2017].

10. Studia Historica. Historia Moderna. Disponible en: http://revistas.usal.es/index.php/1130-2887/index. [Citado el 22 de enero de 2017].

11. Teoría de la Educación. Revista Interuniversitaria. Disponible en: http://revistas.usal.es/index.php/1130-2887/index. [Citado el 22 de enero de 2017].

12. El cuaderno de Martinde. Lo que queda del día. "ORL es más que una revista". 29 de diciembre de 2016. Disponible en: http://www.martinde.com/2016/12/ORL-revista-Otorrinolaringologia.html?m=1. [Citado el 22 de enero de 2017].

13. Revista ORL. Facebook. 6 de enero de 2017. Disponible en: https://www.facebook.com/revistaorl/?ref=bookmarks. [Citado el 22 de enero de 2017].

14. Redalyc. Curso de certificación XML JATS. Disponible en: https://xmljatsredalyc.org/category/curso-de-certificacion-xml-jats/. [Citado el 22 de enero de 2017].

15. García Aretio L. Publicar (casi exclusivamente) en revistas de impacto. Ried. 2015;18(2):7–22. Disponible en: https://doi.org/10.5944/ried.18.2.14254. [Citado el 22 de enero de 2017].

16. Pepa Fernández. No es un día cualquiera. Entrevista a Eduardo Anitua. 3 de julio de 2016. Radio Nacional de España. Disponible en: http://mvod.lvlt.rtve.es/resources/TE_SNOESEN/mp3/8/4/1467540257448.mp3. [Citado el 22 de enero de 2017].

17. Pardal-Refoyo JL. Hoja y lápiz para un oído limpio. Revista ORL. 2017;7(1):1-3. Disponible en: http://dx.doi.org/10.14201/orl201671.13563. [Citado el 22 de enero de 2017].

18. Ida Vitale. HOJAS NATURALES. Todo de pronto es nada. XXIV Premio Reina Sofía de Poesía Iberoamericana. Ediciones Universidad de Salamanca / Patrimonio Nacional. 2015. P. 285.

eISSN 2444-7986
DOI: https://doi.org/10.14201/orl201781.14992

Artículo original

EXPERIENCIA CON VIDEO HEAD IMPULSE TESTING (vHIT)

Experience with Video Head Impulse Testing (vHIT)

Carmen ÁLVAREZ-SANTACRUZ; María LÓPEZ-ROBLES; Diego HELLÍN-MESEGUER

Servicio de Otorrinolaringología. Hospital General Universitario Reina Sofía. Murcia. España.

Correspondencia: carmenasantacruz@gmail.com

Fecha de recepción: 13 de septiembre de 2016
Fecha de aceptación: 26 de septiembre de 2016
Fecha de publicación: 1 de octubre de 2016
Fecha de publicación del fascículo: 1 de marzo de 2017

RESUMEN

Introducción y objetivo: El diagnóstico de la patología vestibular se basa, en la historia, la exploración y la prueba calórica. Esta última solo permite el estudio del canal semicircular horizontal y es mal tolerada. Como alternativa surge el vHIT (Video Head Impulse Test), que analiza todos los canales semicirculares y es menos molesta. El fundamento del siguiente estudio es reflejar nuestra experiencia y comparar con los métodos previos. Método: Realizamos un estudio observacional, prospectivo y descriptivo de un año de duración de todos los pacientes de nuestra Área de Salud que consultaron por clínica de mareo, inestabilidad o vértigo. Resultados: se estudiaron 155 pacientes que consultaron por mareo. Observamos un claro predominio del sexo femenino, siendo la Enfermedad de Meniére, la más frecuentemente diagnosticada. Se realizó la prueba calórica a los pacientes seleccionados para una mejor aproximación donde existía duda. Las relaciones estadísticas fueron significativas entre el sexo con la neuritis vestibular y la migraña vestibular. Igualmente, entre el reflejo vestíbulo-ocular y la prueba calórica, con las patologías anteriores. Discusión: El vHIT es técnica rápida y sencilla en su ejecución con la ventaja que es muy bien tolerada sin la producción de la sintomatología clásica de las pruebas calóricas. Sus disparidades en resultados se deben a las diferencias en las frecuencias estimuladas. Conclusiones: El vHIT facilita el diagnóstico complementario de patología aguda siendo muy bien tolerado. Sin embargo, en patologías con compensación central, los resultados pueden ser normales, requiriendo la prueba calórica para una mejor aproximación diagnóstica.

PALABRAS CLAVE

mareo; vértigo posicional paroxístico benigno; enfermedad de Ménière; neuritis vestibular; migraña vestibular

SUMMARY

Introduction and objective: The diagnosis and study of vestibular pathology has been always guided by the medical history, exploration and caloric test. The caloric test has some limitations because it only allows the study of horizontal semicircular canal and it is also poorly tolerated by patients. Alternatively, the vHIT (Video Head Impulse Test), allows the analysis of all semicircular channels being quicker to perform and less obtrusive. The objective of the following study is to reflect our initial experience with the vHIT and compare it with another diagnosis tests. Method: This is a observational, prospective and descriptive study, of one year of observation in our Healthcare center for all patients who described symptoms of dizziness, unsteadiness or vertigo. Results: A total of 155 patients were included. There was a clear predominance of females, being Meniere's disease the most frequently diagnosed entity. The diagnosis was reached by vHIT. Caloric test was also performed in patients without definite or doubt in the diagnosis. With the data, the statistical relationships were established, being significant between sex with vestibular neuritis and vestibular migraine. There was a statistically significant relationship between vestibule-ocular reflex and caloric test associated with the previous pathologies. Discussion: The head impulse assisted video is a quick, simple and well tolerated technique without adverse symptoms like the caloric test. The disparities of results are due to differences in the stimulated frequencies, being the vHIT more physiological. Conclusions: vHIT facilitates the complementary diagnosis of acute pathology, being a well-tolerated technique. However, in pathologies with central compensation the results by vHIT may be normal, requiring the caloric test for better diagnostic approach.

KEYWORDS   dizziness; benign paroxysmal positional vertigo; Ménière's disease; vestibular neuritis; vestibular migraine

INTRODUCCIÓN

El equilibrio resulta de la integración en el sistema nervioso central (SNC) de la información visual, propioceptiva y vestibular, lo que permite funciones tan importantes como el mantenimiento de la postura, la marcha y la orientación en el espacio. Cualquier perturbación de estos sistemas producirá una alteración de la estabilidad del individuo que puede manifestarse en forma de vértigo o inestabilidad [1].

El mantenimiento del equilibrio requiere de al menos la indemnidad de dos de estos sistemas pues cada uno de forma individualizada ofrecen información incompleta. La información es procesada por el SNC mediante la comparación de modelos aprendidos, almacenados como patrones de referencia que dan lugar a una respuesta motora concreta y adecuada. De este modo, cuando las aferencias no encuentran el patrón correcto, tendrá lugar una resolución motora lenta o inadecuada.

Las respuestas elaboradas por el SNC se liberarán a través de la excitación o inhibición de varios sistemas:

- Vía espinal, cuya finalidad es mantener el tono, tanto en posición estática como en la marcha.
- Vía oculomotora, que permite el mantenimiento del enfoque en la fóvea de un objeto de interés, aunque la cabeza o el cuerpo se encuentren en movimiento.
- Vía neurovegetativa, que mediante conexiones con centros parasimpáticos presenta función reguladora de la presión arterial, frecuencia cardiaca, etc.
- Vía cortical, cuya finalidad es la de convertir el movimiento en sensación consciente.

Las áreas corticales que reciben las aferencias vestibulares en el hombre no se conocen totalmente.

- Vías vestíbulo-cerebelosas, que colaboran en el mantenimiento del equilibro y el ajuste del reflejo vestíbulo-ocular.

El sistema vestibular compuesto por un laberinto a cada lado, permite la elaboración espacial de un mapa tridimensional al que son referidas el resto de informaciones, permitiendo que las respuestas motoras sean adecuadamente proyectadas para el mantenimiento de la base de sustentación, tanto en reposo como en movimiento.

La estimulación de un laberinto, que será el del sentido del movimiento, conlleva la inhibición del contralateral por la acción de las conexiones vestíbulo-vestibulares, lo que se conoce como «predominio vestibular».

Las conexiones vestibuloespinales aumentarán el tono del lado de predominio y disminuirán el tono del opuesto, de forma que la musculatura espinal empuja hacia el lado contrario con la finalidad de mantener la postura.

Las vías vestibulooculares provocaran un desplazamiento lento de los ojos en sentido opuesto al movimiento, proporcionalmente al grado de excitación del laberinto contralateral. Finalmente, las conexiones vestibuloparasimpáticas producirán pequeños cambios vegetativos y las vestibulocorticales posibilitarán la percepción consciente del movimiento [2].

El vértigo es un síntoma de alarma consecuencia de una alteración de la orientación, percibida como un movimiento de nuestro cuerpo o el espacio que nos rodea y que puede tener carácter permanente, transitorio o recurrente. Es el síntoma característico de la patología del sistema vestibular, denominado periférico por ser secundario a una afectación de los receptores del oído interno. Etimológicamente deriva del griego *vertere* que significa girar, siendo la definición más ilustrativa la de «alucinación de movimiento». Es un síntoma frecuente en la población general, con una prevalencia del 5% y una incidencia de 1,4% anual. Su prevalencia aumenta con la edad, afectando hasta al 30% de los mayores de 60 años [3].

Las principales entidades que cursan con vértigo de origen periférico en la población general son, el vértigo posicional paroxístico benigno (VPPB), la migraña vestibular (MV), la neuritis Vestibular aguda (NV) y la enfermedad de Ménière (EM).

El VÉRTIGO POSICIONAL PAROXÍSTICO BENIGNO se estima que supone hasta el 80% de los casos de vértigo, clásicamente definido por episodios breves de giro de objetos asociados a cambios posturales y acompañados de cortejo vegetativo, no presentando ni hipoacusia ni acúfenos. Es un cuadro benigno, más frecuente entre la cuarta y sexta década de la vida, más prevalente en el sexo femenino. Su origen se encuentra en la salida de fragmentos de las otoconias utriculares hacia los canales semicirculares por los cambios posturales con la estimulación de las células sensoriales y, por tanto, con la aparición del nistagmo y la sintomatología característica.

La NEURITIS VESTIBULAR es la anulación súbita y generalmente unilateral de la función vestibular que da lugar a una crisis vertiginosa de más de 24 horas de duración y de inicio brusco, con un importante cortejo vegetativo y sin otra focalidad neurológica. Predomina en la tercera y cuarta década de la vida, sin diferencia entre sexos. Tiene un origen desconocido, aunque se han postulado varias etiologías, siendo las más aceptadas actualmente la lesión del nervio vestibular por virus herpes y las alteraciones vasculares que daría lugar a lesiones inflamatorias del mismo.
La *American Academy of Otolaryngology— Head and Neck Surgery*, define la ENFERMEDAD DE MÉNIÈRE como un síndrome idiopático de hidrops endolinfático definido clínicamente por episodios espontáneos de vértigo recurrente, hipoacusia neurosensorial fluctuante, plenitud ótica y acúfenos. La etiología es desconocida, así como la incidencia y evoluciona hacia un deterioro progresivo de la función laberíntica y auditiva [4].

La MIGRAÑA VESTIBULAR es la causa más frecuente de vértigo espontáneo recurrente. Afecta aproximadamente al 10% de los pacientes migrañosos, puede aparecer a cualquier edad y afecta predominantemente a mujeres. Además, puede existir una asociación familiar que habla de un posible origen genético de la enfermedad. Suele manifestarse como una crisis de vértigo espontáneo o posicional cuya duración puede ser de segundos hasta días. El vértigo puede anteceder a la cefalea, acontecer juntos, o aparecer después de ella. La pérdida de audición o el acúfeno no son síntomas frecuentes, sin embargo, la fotofobia, la fonofobia o el aura visual sí son acompañantes habituales [5].

El diagnóstico de estas patologías sigue basándose en la historia clínica y la exploración otoneurológica completa que incluya la naturaleza del desequilibrio, desencadenantes, duración de los síntomas, asociación de síntomas neurológicos, cocleares o cardiovasculares, trastornos médicos generales concomitantes, traumatismos recientes y fármacos [6].
Las pruebas complementarias se sustentan en la información obtenida del análisis de los reflejos vestibulooculares (RVO) y vestibuloespinales, ya que no es posible el estudio directo de la función vestibular en sí misma.

Estas pruebas tienen su vigente histórico en la prueba calórica realizada por primera vez por Bárány en 1906 y hasta nuestros días, se ha considerado como la prueba complementaria más útil en la exploración vestibular. Se basa en el estudio del reflejo vestibuloocular, ya definido con anterioridad, como la respuesta provocada por el estímulo vestibular durante los movimientos de la cabeza que se traduce en un movimiento ocular con un mínimo retraso compensador en dirección contraria y misma velocidad. Técnicamente consiste en instilar aire o agua en el conducto auditivo externo para producir una estimulación térmica del canal semicircular horizontal que da lugar a una respuesta refleja vestibular, manifestada como nistagmo que puede registrarse para su valoración. Esta prueba permite el estudio únicamente del canal semicircular horizontal, siendo además una prueba mal tolerada al tratarse de un estímulo no fisiológico y desencadenar un intenso reflejo nauseoso [7].

Sin embargo, más recientemente, la exploración clínica de cada uno de los receptores puede ser individualizada con la prueba del impulso cefálico, sistematizada por Halmagyi y Curthoys. La valoración que se realiza es la de la posición ocular, es decir, donde se encuentra el ojo al finalizar el impulso cuando le pedimos al paciente que mantenga la mirada fija en un punto o si aparecen sacadas durante el mismo. Es una prueba subjetiva pero muy útil, ya que en la crisis aguda de vértigo la respuesta normal es el factor predictivo más importante ante la sospecha de un infarto cerebeloso.

La exploración instrumental en la que se basa este impulso ya se realizaba de forma muy detallada con la Bobina Corneal en Campo Magnético, sin embargo, es una prueba poco práctica en el entorno clínico habitual y menos aún en situaciones de urgencia por su carácter molesto para el paciente, de difícil de interpretación y larga duración en la realización [8]. Como alternativa a esta técnica surge recientemente la prueba del impulso cefálico con registro de vídeo o *Video Head Impulse Test (vHIT)*, basado en la medición del reflejo vestibuloocular a velocidades fisiológicas. Consiste en un registro gráfico de la maniobra impulsiva descrita por Halmagyi y Curthoys, tratándose de una prueba rápida, poco molesta y relativamente sencilla de realizar que nos permite el estudio de los 6 canales semicirculares [9].

Por lo anterior, el principal objetivo de este estudio es valorar nuestra primera experiencia con este nuevo método de apoyo diagnóstico en las principales patologías que cursan con vértigo de origen periférico.

Como objetivos secundarios, buscaremos conocer los datos epidemiológicos de la patología vestibular distribuida por género y edad en nuestra área de salud, la utilidad y eficacia de la técnica en los diferentes diagnósticos vestibulares, comparar, en casos seleccionados, con respecto a la prueba calórica y determinar si la prueba calórica puede ser sustituida por la prueba objeto del estudio, así como, valorar la tolerancia de la prueba con respecto a los métodos de exploración aplicadas con anterioridad.

MATERIAL Y MÉTODO

Se estudiaron 155 pacientes pertenecientes al Área VII de Salud de la Región de Murcia que consultaron por clínica vertiginosa en el periodo del 1 de marzo de 2015 al 29 de febrero de 2016. Al 100% de los sujetos se les realizó un vHIT y a 52 pacientes se les completó la exploración con una prueba calórica para una mejor aproximación diagnóstica.

Los pacientes a estudio son aquellos que acudieron a consultas externas de otorrinolaringología con clínica de mareo, vértigo o inestabilidad entre el mes y los tres meses anteriores a la realización de la misma.

Cada resultado obtenido se dividió en normal o patológico, realizando en primer lugar un estudio para clasificar los hallazgos obtenidos.

Se realizó una búsqueda bibliográfica en *Scielo*, *Pubmed*, *Uptodate* y Google Académico. Se seleccionaron aquellos archivos tanto nacionales como extranjeros que informan sobre los diferentes hallazgos encontrados mediante esta técnica en referencia a la localización de canales afectados según las diferentes patologías a estudio, frecuencias de estimulación aplicadas y comparación en caso de ser posible con la prueba calórica, así como la tolerancia de la misma para comparar los resultados obtenidos y los publicados hasta el momento.

Como criterios de exclusión se tomaron las alteraciones de la motilidad ocular o pérdida importante de la agudeza visual del ojo derecho, las alteraciones severas de la columna cervical y los portadores de cualquier dispositivo o prótesis que dificulte o artefacte el registro.

Se les realizó un estudio inicial con una exploración clínica vestibular sistemática completa, cuantificando el nistagmo tanto espontáneo como tras la realización de la maniobra de Dix-Hallpike, bajo visualización directa. En función de la clínica, los pacientes fueron sometidos a prueba calórica y/o audiometría quedando igualmente reflejados los resultados en el estudio.

El reflejo vestibuloocular se exploró clínicamente acorde a las indicaciones de Halmagyi, sin equipo adicional, realizando tres impulsos a cada lado de forma aleatoria, considerándose normal la ausencia de sacadas al finalizar el movimiento.

Una vez realizada la exploración clínica, los pacientes seleccionados se sometieron a la exploración videoasistida del RVO. Para ello, se utilizó un equipo de vHIT (*video Head-Impulse Testing*, GN *Optometrics*, Dinamarca) formado por unas gafas que constan de una cámara, un giroscopio, una cinta elástica regulable y un proyector láser, conectados a un software de registro, situado en el ojo derecho.

Para la realización del test, el sujeto a estudio fue colocado cómodamente sentado a un metro de distancia de un punto concreto. La posición adecuada de las gafas resultó fundamental con la finalidad de garantizar una estabilidad suficiente durante los movimientos cefálicos que imprimimos sobre el paciente. Para ello, las gafas se colocaron en su posición habitual con una adecuada fijación de las mismas mediante la cinta elástica, asegurando que la cámara situada en el ojo derecho no se viera interferida con las pestañas del paciente ni se desplazase al realizar los giros de cabeza.

La calibración del sistema se hizo de acuerdo a las normas de *Optometrics*, por medio de dos puntos láser que se apagan y encienden de forma cambiante, indicando al paciente su seguimiento con la mirada sin movimientos cefálicos, asegurando el mantenimiento de la cabeza del sujeto en posición recta.

Para la realización de la prueba y con el paciente mirando fijamente al punto equidistante previamente definido, se imprimieron 20 impulsos rápidos (media de 150 a 400 °/s) alternantes a derecha e izquierda en el plano horizontal según la técnica descrita por Halmagyi y Curthoys, con la finalidad de valorar los canales semicirculares laterales.

Una vez realizados, se colocó al paciente en la misma posición, pero con la cabeza levemente girada a 30 grados hacia la derecha en el plano horizontal y se realizaron 10 movimientos alternantes hacia arriba y abajo en el plano vertical. Posteriormente se realizó el mismo movimiento, pero con la cabeza hacia la izquierda. Estos movimientos tienen la finalidad de estudiar los canales semicirculares situados en los planos sinérgicos.

Las variables recogidas para el estudio fueron: número de historia clínica, sexo, edad, clínica previa, realización de prueba calórica y su resultado, resultados del v-HIT: alteración de los canales semicirculares, alteración de la ganancia, sospecha diagnóstica previa y sintomatología otológica (hipoacusia y acúfenos).

La respuesta definitiva se obtuvo valorando dos aspectos de los impulsos realizados en los diferentes planos del espacio: la ganancia del reflejo y las sacadas de refijación. Los valores de las ganancias considerados normales son los cercanos a la unidad, siendo aproximadamente de 0,94 en los canales horizontales por ello, se consideró un valor de ganancia patológico aquel por debajo de 0,8 y 0,7, respectivamente. Las sacadas de refijación se dividieron en *covert* o encubiertas que son las que tienen lugar durante el impulso y en evidentes u *overt*, cuando ha finalizado el mismo.

La información se analizó utilizando el paquete estadístico *PASW Statistics 20* para Windows (SPSS Inc., Chicago, IL, USA). Se llevó a cabo un análisis de la normalidad de los datos referentes a la edad de los pacientes previo a su análisis estadístico mediante el test de Kolmogorov-Smirnov con un nivel de significancia de $p < 0,05$. Además, por tablas de contingencia, utilizando el estadístico Chi-cuadrado con un nivel de significancia de $p < 0,05$ se estudiaron las relaciones entre los posibles resultados obtenidos.

RESULTADOS

De los 155 pacientes el 63,87% (99 casos) fueron mujeres y el 36,1% (56 casos) fueron hombres con edades comprendidas entre 11 y 83 años con una media de edad de 52 ± 18 años (media ± desviación típica).

Respecto a la prueba vHIT, 84 pacientes (54,2%) presentaron una alteración en la ganancia del RVO. Según la clínica y los resultados obtenidos en las pruebas diagnósticas aplicadas, los pacientes se distribuyeron por enfermedades (Tabla 1).

El vértigo posicional paroxístico benigno se diagnosticó en un 11% de los casos, apareciendo un 23,5% en hombres y un 76,4% en mujeres, con edades comprendidas entre los 39 y los 82 años y una media de edad de 59 ± 12 años. Los episodios previos fueron referidos en un 76,5% de los pacientes. Del total, el 52,9% presentó hipoacusia neurosensorial y un 11,8% acúfenos no asociados a pérdida auditiva. El 41,2% tuvieron alteración de la ganancia del RVO. El canal semicircular anterior (CSA) derecho se presentó afectado en un 29,4%, en un 23,5% para CSA izquierdo, en un 17,6% para el canal semicircular posterior

(CSP) derecho, en un 11,8% para el canal semicircular lateral (CSL) izquierdo y en un 9 % tanto para CSP izquierdo como para CSL derecho.

Tabla 1. Distribución de pacientes diagnosticados de vértigo posicional paroxístico benigno (VPPB), enfermedad de Ménière (EM), migraña vestibular (MV) y neuritis vestibular (NV).

Patología	N.º de casos	% del total
VPPB	17	11
EM	25	16,1
MV	20	12,9
NV	22	14,2
Otras patologías	71	45,8
Total	155	100

La enfermedad de Ménière se presentó en un 16,1% de los casos siendo predominante en mujeres (72%). Las edades estuvieron comprendidas entre 12 y 72 años con una media de edad de 52 ± 15. El 96% de los casos refirieron episodios previos y se observó que la afectación del oído izquierdo presentó una ligera predominancia (54,4%) con respecto al derecho. El 92% de los pacientes presentaron hipoacusia neurosensorial y un 48% de los casos presentó acúfenos. El 32 % de los pacientes presentaron alteración de la ganancia detectada por el vHIT, siendo los canales por orden de afectación: en igualdad de aparición CSA derecho, CSA izquierdo, CSL izquierdo y CSP derecho con un 16%, seguido del CSP izquierdo con un 12% y CSL derecho con un 8%.

La migraña vestibular fue diagnosticada en un 12,9% de los pacientes de los cuales el 90% refirieron episodios previos. Los pacientes afectados fueron predominantemente mujeres (90%) con edades entre 12 y 73 años con una edad media de 43 ± 17 años. La prueba del vHIT mostró una alteración de RVO en un 15% de los casos afectando al CSA derecho, CSA izquierdo y CSP izquierdo con la misma frecuencia (10%), ambos canales laterales aparecieron afectados en igual porcentaje (5%), no apareciendo afectación del CSP derecho en ningún caso. La hipoacusia neurosensorial

se presentó en un 20% casos y el 25% presentaron asociación a acúfenos, de los cuales, sólo en 2 casos se asoció a hipoacusia.

La neuritis vestibular se presentó en un 14,2%, en pacientes con edades comprendidas entre los 24 y 80 años, con una media de edad de 52 ± 16 años y predominio en mujeres (68,2%). La afectación del oído izquierdo fue más frecuente, apareciendo en un 55,6% de los casos. El 40,9% de los casos refirió clínica previa al último episodio y un 59,1% de estos pacientes presentaron alteraciones de la ganancia, siendo los canales predominantemente afectados los posteriores (CSP derecho en un 40% y CSP izquierdo en un 27,3%). El 63,6% presentó hipoacusia neurosensorial y el 36,4% refirió presencia de acúfenos durante el episodio.

En función a la sintomatología y la sospecha diagnóstica, los pacientes fueron programados para la realización de videonistagmografía. Se le realizó a un total de 52 pacientes, de los cuales el 53,73% obtuvo un resultado positivo para disfunción vestibular según esta técnica, considerándose patológicos los valores superiores al 20%.

Se realizaron pruebas calóricas a 4 pacientes con sospecha diagnóstica de VPPB. La edad media de estos pacientes fue de 65 ± 6 años y un 75% fueron mujeres. El total de las pruebas calóricas obtuvieron un resultado negativo, al igual que la prueba del impulso cefálico que no mostró alteración de la ganancia en ninguno de los canales semicirculares (Tabla 2).

En 15 pacientes con sospecha de Enfermedad de Ménière se realizó la técnica calórica. La edad media de estos pacientes fue de 50 ± 14 años y el 73,3% del total fueron mujeres. Un 75,4% de estas pruebas fueron positivas para déficit vestibular mientras que la disminución de la ganancia del RVO solo apareció en un 33,3% de los casos. El canal más afectado fue el CSA izquierdo con un 26,7% en esta muestra. El CSL derecho no aparece afectado en ninguno de los casos. La lateralidad fue levemente más acentuada hacia el oído izquierdo (Tabla 2).

Se realizó prueba calórica a 6 pacientes con sospecha de migraña vestibular con una edad media de 45 ± 11 años, siendo un 66,7% de los casos mujeres. La prueba calórica fue positiva en un 50% de los casos, mientras que la alteración de la ganancia medida por vHIT solo apareció en un 16,7% de los casos. Para esta entidad, solo se vieron afectados los canales CSA izquierdo, CSA derecho, CSL derecho y CSP izquierdo (Tabla 2).

Se realizaron pruebas calóricas a 15 pacientes con diagnóstico o sospecha de neuritis vestibular aguda con media de edad de 56,36 ± 14,19 años y el 71,4% fueron hombres. El85,6% de las pruebas calóricas resultaron positivas para disfunción vestibular pero la alteración de la ganancia medida por vHIT apareció alterada en el 50% de los casos. El canal más afectado fue el CSP derecho que aparece con resultado alterado en un 42,9%, seguido por el CSA derecho en un 28,6%. El canal que con menos frecuencia aparece alterado es el CSL izquierdo, los restantes canales tienen semejantes porcentajes de afectación en esta patología (Tabla 2).

Con los datos obtenidos se realizó el Test de la Chi-cuadrado de Pearson para analizar si existía relación estadísticamente significativa entre el diagnóstico realizado y distintos parámetros evaluados.
No se obtuvo relación estadísticamente significativa entre los diagnósticos y el sexo de los pacientes, excepto en el caso de la migraña vestibular y la hipofunción vestibular donde si apreció una relación significativa (p<0,05), siendo más frecuentes en mujeres y en hombres respectivamente (Tabla 3).

Tabla 2. Distribución de pacientes con alteración del reflejo vestibuloocular (en porcentaje). Resultado positivo para prueba calórica y canales afectados.

Patología	Alteración RVO	Calórica	CSA D	CSA I	CSL D	CSL D	CSP D	CSP D
VP PB	0	0	0	0	0	0	0	0
EM	33,3	60	13,3	26,7	0%	13,3	20	20
MV	16,7	50	16,7	16,7	16,7	0	0	16,7
HV	50	78,6	28,6	21,4	21,4	14,3	42,9	21,4

CSA (canal semicircular anterior), CSL (canal semicircular lateral), CSP (canal semicircular posterior), D (derecho), I (izquierdo), VPP (vértigo posicional paroxístico), EM (enfermedad de Ménière), MV (migraña vestibular), NV (neuritis vestibular), RVO (reflejo vestibuloocular).

En cuanto a los resultados de las pruebas diagnósticas realizadas (calóricas y vHIT) se obtuvieron relaciones estadísticamente significativas en la alteración de la ganancia del RVO

con respecto a la migraña vestibular, (p<0,043) y tanto de la prueba calórica como de alteración de la ganancia en la neuritis vestibular (p<0,011). Para el resto, no existe una relación entre el diagnóstico y un resultado positivo de estas pruebas (Tabla 4).

Tabla 3. Nivel de significación del test Chi-cuadrado aplicado a los datos de diagnóstico clínico y sexo de los pacientes.

	Sexo de los pacientes
Vértigo Posicional Paroxístico Benigno	0,252
Enfermedad de Ménière	0,356
Migraña Vestibular	0,009*
Neuritis Vestibular	0,001*

El test Chi Cuadrado refleja además que no existe predominancia de oído afecto ni en la Enfermedad de Ménière ni en el caso de hipofunción vestibular. Tampoco se observó relación estadísticamente significativa entre los canales afectados y las diferentes patologías.

Tabla 4. Nivel de significación del test Chi-cuadrado aplicado a los datos de diagnóstico clínico y resultados alteración de RVO (reflejo vestibuloocular) y prueba calórica.

	Calórica	Alteración RVO
Vértigo Posicional Paroxístico Benigno	0,331	0,577
Enfermedad de Ménière	0,565	0,843
Migraña Vestibular	0,847	0,043*
Neuritis Vestibular	0,030*	0,011*

DISCUSIÓN

Los resultados obtenidos en nuestro trabajo permiten afirmar que el estudio del RVO mediante vHIT es un procedimiento que aporta información diferente y complementaria al estudio convencional.
La prueba calórica utilizada tradicionalmente requiere por parte del explorador una curva de

aprendizaje prolongada que le dote de una adecuada experiencia, tanto en la realización como en la interpretación de resultados. A nivel de la práctica clínica diaria, la ejecución de la prueba calórica requiere un tiempo de aproximadamente una hora, junto con la producción al paciente de una intensa sensación vertiginosa con la consiguiente estimulación vegetativa, al instilar aire o agua a diferentes temperaturas en el oído, lo que hace que sea bastante desagradable y rechazada.

El vHIT es un nuevo sistema diagnóstico que surge con la finalidad, entre otras, de reducir los tiempos y la sintomatología producida por la prueba anterior. Por nuestra experiencia, el aprendizaje resulta relativamente sencillo y la consecución de una adecuada ejecución e interpretación se adquiere de forma rápida.
Al igual que en la literatura, presenta un alto índice de reproductibilidad junto con ausencia de la sintomatología típica que acompaña a la prueba calórica y por tanto, una mejor tolerancia. En nuestro estudio, ninguno de nuestros pacientes refirió ningún efecto secundario relacionado [10].

Esto resulta de especial interés en población pediátrica, donde se está observando un aumento de la patología vestibular en los últimos años y, donde las pruebas de rutina son también muy mal toleradas con un importante aumento de la ansiedad. El vHIT presenta una alta eficiencia y reproductibilidad en pacientes con edades comprendidas entre los 3 y 16 años frente a otras técnicas [11, 12], igual que observamos nosotros, aunque con edades comprendidas entre los 11 y los 16 años.

La exploración video asistida es, desde el punto de vista económico y de optimización de recursos, un método que puede conseguir diagnósticos mucho más rápidos, con menor estrés y un ahorro en el tiempo de exploración de hasta 10 minutos por paciente [13].
Por otra parte, y según los estudios consultados, los resultados no se ven modificados en función de la edad únicamente más allá de los 90 años, apreciándose un pequeño decremento de la velocidad en los canales posteriores, lo que permite la aplicación de los mismos criterios a todos los grupos de edad [14, 15].
En líneas generales, presenta una baja sensibilidad asociada a una alta especificidad, teniendo altos valores predictivos positivos si existe una alta sospecha clínica por parte de otorrinolaringólogo.

Si se compara la información ofrecida por la maniobra de impulso cefálico video asistido y los resultados de la prueba calórica, la sensibilidad de la prueba oscila entre el 34 y 39% con una especificidad de 97 a 100%. Aplicado a la clínica, en aquellos pacientes con déficits vestibulares grandes es altamente improbable que la prueba sea negativa y, de esta forma, si consideramos solamente déficits vestibulares muy grandes, la sensibilidad de la prueba aumenta [16], lo que tiene especial importancia en los diagnósticos rápidos durante el proceso agudo de la enfermedad, en la primera atención, que suele ser de carácter urgente.

Por otra parte, no incluida en el repertorio de pruebas empleadas en nuestro medio, se encuentran la «Bobina de Búsqueda Escleral en Campo Magnético» —Scheral-Search-Coils—. Se trata de dos bobinas metálicas que se colocan sobre la superficie escleral y que permiten una adecuada medida del RVO, al igual que el método descrito. Este sistema supone un aumento de la sensibilidad y especificidad frente a las pruebas clásicas de detección de la patología vestibular; sin embargo, se trata de una prueba invasiva, cara, muy molesta para el paciente y de difícil implementación [17].

Pese a su sensibilidad y especificidad, los análisis comparativos demuestran que la prueba del impulso cefálico videoasistido es equivalente a la «Bobina de Búsqueda Escleral en Campo Magnético» en la identificación de déficit vestibulares periféricos, con la diferencia de que es mucho más sencilla de utilizar y mejor tolerada por los pacientes [18].

La técnica registra los movimientos cefálicos junto con los movimientos compensatorios oculares, facilitando el análisis de las características del estímulo-respuesta del RVO a distintos grados de magnitud y correlacionándolos con los distintos grados de respuesta, convirtiendo a esta prueba en una herramienta objetiva en la evaluación del reflejo vestíbulo ocular. Por otra parte, permite una mejor valoración de la localización de la lesión, al evaluar la función dinámica de todos los canales semicirculares a diferencia de la prueba calórica que se limita a los canales laterales. Sin embargo, por lo comentado con anterioridad sus resultados deben ser interpretados en combinación con los obtenidos en resto de exploraciones, ya que la interpretación de los mismos de forma aislada puede conducir a errores [19, 20].

Una diferencia apreciada la constituyen las frecuencias estimuladas, donde la prueba calórica realiza una estimulación con frecuencias muy bajas que no son las fisiológicas o las aplicadas en la vida cotidiana, y el vHIT reproduce la estimulación a frecuencias superiores, más fisiológicas. Esto podría explicar por qué los pacientes de la población estudiada con ambas pruebas y catalogados como Enfermedad de Ménière, migraña vestibular o hipofunción vestibular, tienen mayor porcentaje de resultados positivos cuando se compara la técnica calórica frente al impulso cefálico videoasistido [21].

Si bien el vHIT es una prueba que permite una mejor optimización del tiempo, esto no es cierto en los casos de enfermedad de Ménière en fase crónica o compensada previamente y no diagnosticada recomendándose en ellos, la prueba calórica como primera técnica de estudio [22].

A pesar su baja sensibilidad, ningún método de evaluación de la función vestibular ha demostrado tener mayor sensibilidad que el resto de pruebas empleadas en otoneurología, por lo que el examen aislado con una de ellas de forma exclusiva ofrece resultados poco confiables.

Los estudios realizados sobre este tema revelan la importancia de una buena anamnesis, que ha demostrado una capacidad predictiva del vértigo postural paroxístico benigno de 90%, en la enfermedad de Ménière del 86%, y en la neuronitis vestibular del 63%, otorgándole un valor predictivo general de 84%. Es por ello que la adecuada historia clínica y exploración física es fundamental tanto a la hora de seleccionar a los pacientes a los que se les va a realizar pruebas vestibulares para llegar a un diagnóstico definitivo [23].

Consecuencia de lo anterior, la buena exploración clínica y tipificación de los pacientes conllevó a que la enfermedad de Ménière, así como la hipofunción vestibular, fueran las entidades estudiadas con más frecuencia en nuestra población, ya que el VPPB, a pesar de ser el más frecuente, tiene un diagnóstico y un tratamiento clínico, basado en maniobras posicionales y que en muy pocas ocasiones precisa de pruebas complementaria.

No obstante, llama la atención los casos estudiados de VPPB que presentaron alteraciones de la ganancia. Los canales semicirculares más afectados fueron los anteriores, no coincidiendo con el cuadro fisiopatológico clásico, que suele afectar a los canales posteriores. Solo el 17% presentó alteración de este canal, lo que nos puede orientar hacia una exploración deficiente o bien a un falso positivo. Sin embargo, a aquellos pacientes estudiados con la prueba vestibular calórica y vHIT, no se apreció alteración vestibular en ninguna de las técnicas realizadas. La afectación de un solo canal fue más frecuente que la afectación de dos o más [24].

Como se ha comentado anteriormente, la enfermedad de Ménière es la enfermedad más frecuentemente estudiada en nuestro trabajo. Los pacientes diagnosticados solo presentaron alteración de la ganancia en un 32%, mientras que los resultados por prueba calórica positiva alcanzaron el 75,4%. Este hecho lo atribuimos a la estimulación de frecuencias diferentes y a la compensación central. Por este motivo pensamos que la exploración de RVO video asistido puede arrojar un resultado normal en estos pacientes. La lateralidad, en cuanto al oído afectado, no muestra relación estadísticamente significativa.

La migraña vestibular se presenta en mujeres jóvenes, con relación estadísticamente significativa ($p < 0,05$). En el 15% de estas migrañas se observa una alteración de la ganancia en la exploración vestibular video asistida. Cuando se compara con la prueba calórica, en el 50 % se observa un resultado positivo. La migraña vestibular es un diagnóstico de exclusión y se asocia a resultados positivos en las pruebas calóricas en el 60-70% de los casos en periodo intercrítico, de forma muy parecida a lo que ocurre con la Enfermedad de Ménière. En nuestra serie, al tratarse de un estudio con una muestra más limitada y de corta duración, algunos factores externos podrían confundir resultados al presentar estas dos entidades síntomas similares [25].

La neuritis vestibular es más frecuente en varones, con relación estadísticamente significativa; sin embargo, la afectación de un oído u otro es indistinta. El reflejo vestíbulo ocular aparece alterado en el 60% mientras que la prueba calórica es positiva en casi el 85,6% de los casos.

Por lo descrito, podemos afirmar que la prueba del impulso cefálico permite un diagnóstico rápido y muy bien tolerado de los déficits vestibulares agudos, así como su posterior evolución con seguimiento. No lo es tanto para alteraciones crónicas no diagnosticadas, donde la prueba calórica sigue aportando información muy valiosa. No obstante, esta nueva técnica, se está aplicando en el diagnóstico diferencial urgente de la patología de origen central, gracias a su versatilidad, lo que abre un amplio abanico de aplicaciones para este método diagnóstico [26, 27].

CONCLUSIONES

La clínica de mareo tiene mayor prevalencia en mujeres y en edades medias de la vida, aunque no existan diferencias estadísticamente significativas. En la distribución por patologías, aunque sin significación estadística, el sexo predominante fue el femenino salvo en la migraña vestibular, con la que sí hay relación estadísticamente significativa. También existe asociación estadísticamente significativa en la hipofunción vestibular con el sexo masculino.

El vHIT es una técnica sencilla de realizar permitiendo diagnósticos rápidos en la patología aguda vestibular. Sus resultados no son interpretables en el vértigo posicional paroxístico benigno, donde por definición no existe lesión y, por tanto, sus resultados no son valorables. La historia clínica en este caso, así como la exploración, es el método de elección para su diagnóstico y el vHIT no parece aportar más datos. En la enfermedad de Ménière o en la hipofunción vestibular en fase de intercrisis, el vHIT es menos preciso a la hora de poder establecer un primer diagnóstico de estas patologías. Por ello, concluimos que el vHIT es válido en un diagnóstico inicial rápido, pero su normalidad debe orientar hacia la realización de la prueba calórica si se considera clínicamente necesaria. Encontramos diferencias estadísticamente significativas en la medición del reflejo vestibuloocular y la migraña vestibular y de éste último junto con la prueba calórica en la neuritis vestibular. El resto de diagnósticos no presentaron asociación, al igual que la afectación de un determinado canal o la predominancia de un oído respecto al otro en ninguna de las patologías estudiadas. Todos nuestros pacientes han tolerado la prueba y ninguno ha

referido incidencias durante o posterior a su realización.

Aunque aún nos quedan estudios por realizar, podemos concluir que la prueba de impulso cefálico video-asistido debería ser la primera prueba complementaria en los pacientes que consultan por clínica de mareo. En función a los datos recogidos, tanto en la historia y la exploración, así como el vHIT, realizaríamos la prueba calórica para obtener más datos en caso de precisarlo. Por los datos obtenidos en nuestro estudio, podemos concluir que el vHIT no sustituye a la prueba calórica en determinadas patologías, pero por su tolerancia, fácil y rápida realización, es una prueba muy útil en el área de la otoneurología.

BIBLIOGRAFÍA

1. Becker W, Heinz Naumann H, Rudolf Pfaltz C. Otorrinolaringología, Manual ilustrado. Barcelona: Doyma; 1992.

2. Suárez C, Gil-Carcedo LM, Medina JE, Marco J, Ortega P, Trinidad J. Tratado de Otorrinolaringología y Cirugía de Cabeza Y Cuello. Tomo II: Madrid; Panamericana. 2008.

3. Murdin L, Schilder AG. Epidemiology of balance symptoms and disorders in the community: a systematic review. Otol Neurotol. 2015;36(3):387-92.

4. Bisdorff AR, Staab JP, Newman-Toker DE. Overview of the International Classification of Vestibular Disorders. Neurol Clin. 2015;33(3):541-50.

5. Batuecas Caletrío A, Martín Sanz E, Trinidad Ruiz G, Espinosa Sánchez JM, Alemán López O. Migraña vestibular: Diagnóstico y tratamiento. Rev Soc Otorrinolaringol Castilla Leon Cantab La Rioja. 2013; 4(5):21-9. Disponible en: http://hdl.handle.net/10366/124501. [Citado el 30-09-2016].

6. Alemán-López O, Pérez-Garríguez H, Pérez-Vásquez P, Arán-González I, Martin-Sanz E. Survey on the state of otoneurology in Spain. Acta Otorrinolaringol Esp. 2015;66(6):309-15.

7. Furman J, JS Barton J, Evaluation of the patient with vertigo. UpToDate. 2014. Disponible en: www.uptodate.com. [Citado el 08-12- 2014].

8. Pérez-Fernández N, Gallegos-Constantino V, Barona Lleo L, Manrique Huarte R. Exploración Clínica y videoasistida del reflejo vestíbulo-oculomotor: análisis comparativo. Acta Otorrinolaringol. 2012;63(6): 429-35.

9. Carriel C, Rojas M. Prueba de impulso cefálico: Bases fisiológicas y métodos de registro del reflejo vestíbulo oculomotor. Rev Otorrinolaringol Cir Cabeza Cuello. 2013;73(2):206-12.

10. Breinbauer H, Anabalón JL. Prueba de Impulso Cefálico. Rev Otorrinolaringol Cir Cabeza Cuello 2011;71:123-30.

11. Hülse R, Hörmann K, Servais JJ, Hülse M, Wenzel A. Clinical experience with video Head Impulse Test in children. Int J Pediatr Otorhinolaryngol. 2015;79(8):1288-93.

12. Hamilton SS, Zhou G, Brodsky JR. Video head impulse testing (VHIT) in the pediatric population. Int J Pediatr Otorhinolaryngol. 2015;79(8):1283-7.

13. Rambold Holger A. Economic management of vertigo/dizziness disease in a county hospital: video-head-impulse test vs. caloric irrigation. Eur Arch Otorhinolaryngol. 2015;272(10):2621-8.

14. Yang CJ, Lee JY, Kang BC, Lee HS, Yoo MH, Park HJ. Quantitative analysis of gains and catch-up saccades of video-head-impulse testing by age in normal subjects. Clin Otolaryngol. 2016;41(5):532-8.

15. Maheu M, Houde MS, Landry SP, Champoux F. The Effects of Aging on Clinical Vestibular Evaluations. Front Neurol. 2015; 22;6:205.

16. Batuecas Caletrío A, Muñoz Herrera A, Bronstein AM. Importancia de la maniobra de impulso óculo-cefálico o Head impulse test en la consulta otorrinolaringológica general. Rev Soc Oorrinolaringol Castilla Leon Cantab La Rioja. 2012; 3 (32): 266-70. Disponible en: http://hdl.handle.net/10366/124477. [Citado el 30-09-2016].

17. MacDougall H.G, Weber KP, McGarvie LA, Halmagyi GM., Curthoys IS. The video head impulse test. Diagnostic accuracy in peripheral vestibulopathy. Ann Neurol. 2009;73(14):1134-41.

18. Magliulo G, Iannella G, Gagliardi S, Massimo R. A 1-year follow-up study with C-VEMPs, O-VEMPs and video head impulse testing in vestibular neuritis. Eur Arch Otorhinolaryngol. 2014; 272(11):3277-81.

19. Carriel C, Rojas M. Prueba de impulso cefálico: Bases fisiológicas y métodos de registro del reflejo vestíbulo oculomotor. Rev Otorrinolaringol. Cir. Cabeza Cuello 2013;73(2):206-12.

20. MacDougall HG, McGarvie LA, Halmagyi GM, Curthoys IS, Weber KP. Application of the video head impulse test to detect vertical semicircular canal dysfunction. Otol Neurotol. 2013;34(6):974-9.

21. Bell SL, Barker F, Heselton H, MacKenzie E, Dewhurst D, Sanderson A. A study of the relationship between the video head impulse test and air calorics. Eur Arch Otorhinolaryngol. 2015;272(5):1287-94.

22. Rambold Holger A. Economic management of vertigo/dizziness disease in a county hospital: video-head-impulse test vs. caloric irrigation. Eur Arch Otorhinolaryngol. 2015;272(10):2621-8.

23. Peña A. El examen vestibular abreviado, descripción, interpretación y análisis. Rev Otorrinolaringol Cir Cabeza Cuello 2011;71: 135-44.

24. Miłoński J, Pietkiewicz P, Bielińska M, Kuśmierczyk K, Olszewski J. The use of videonystagmography head impulse test (VHIT) in the diagnostics of semicircular canal injuries in patients with vertigo. Int J Occup Med Environ Health. 2014;27(4):583-90.

25. Yoo MH, Kim SH, Lee JY, Yang CJ, Lee HS, Park HJ. Results of video head impulse and caloric tests in 36 patients with vestibular migraine and 23 patients with vestibular neuritis: A preliminary report. Clin Otolaryngol. 2015; 9. doi: 10.1111/coa.12556.

26. Weber KP, MacDougall HG, Halmagyi GM, Curthoys IS. Impulsive testing of semicircular-canal function using video-oculography. Ann N Y Acad Sci. 2009;1164:486-91.

27. Newman-Toker DE, Saber Tehrani AS, Mantokoudis G, Pula JH, Guede CI, Kerber KA, Blitz A, Ying SH, Hsieh YH, Rothman RE, Hanley DF, Zee DS, Kattah JC. Quantitative video-oculography to help diagnose stroke in acute vertigo and dizziness: toward an ECG for the eyes. Stroke. 2013;44(4):1158-61.

eISSN 2444-7986
DOI: https://doi.org/10.14201/orl201781.15423

Artículo original

SISTEMA DE NOTIFICACIÓN DE INCIDENTES SIN DAÑO EN EL SISTEMA DE SALUD DE CASTILLA Y LEÓN

Notification system of incidents without damage in the health system of Castilla y León (Spain)

María José PÉREZ-BOILLOS; Montserrat ALCALDE-MARTÍN; Isabel GARCÍA-PALOMAR; Josefa GONZÁLEZ-PASTRANA; Mª Soledad MONTERO-ALONSO; Pilar GARCÍA-ESPINOSA

Junta de Castilla y León. Gerencia Regional de Salud (SACyL). Valladolid. España.

Correspondencia: mjperezb@saludcastillayleon.es

Fecha de recepción: 15 de diciembre de 2016
Fecha de aceptación: 31 de diciembre de 2016
Fecha de publicación: 5 de enero de 2017
Fecha de publicación del fascículo: 1 de marzo de 2017

RESUMEN

Introducción y objetivo: La seguridad del paciente es una parte importante del trabajo en calidad en la Gerencia Regional de Salud de Castilla y León. Numerosos proyectos forman parte de esta línea, entre ellos, el sistema de notificación de incidentes sin daño. Objetivo: Notificar incidentes sin daño puede mejorar significativamente la seguridad de los pacientes y mejorar la cultura de seguridad de una organización. Material y método: Después de un exhaustivo análisis de los sistemas disponibles, se decidió desarrollar un sistema propio, SISNOT (sistema de notificación de incidentes sin daño), que seguía las características recomendadas por los organismos internacionales en relación a estos sistemas en el ámbito sanitario. Resultados: se han realizado 3249 notificaciones mediante SISNOT, entre atención primaria y especializada, de las cuales el 48% podrían haber tenido un daño elevado en caso de volverse a producir el incidente. Conclusiones: La implantación de SISNOT se ha realizado en todos los hospitales y en atención primaria. Los resultados obtenidos son desiguales en cada unidad. Esto es debido a numerosas barreras locales: liderazgo, características de los profesionales, etc. Aunque hay una común, la falta de cultura de seguridad. Esto supone un reto a seguir trabajando.

PALABRAS CLAVE

seguridad del paciente; sistema de notificación de incidentes; cultura de seguridad

SUMMARY

Introduction and objective: Patient safety is an important part of the quality work in the Regional Health Management of Castilla y León. Numerous projects are part of this line, including the no-harm incident reporting system. Objective: Reporting incidents without harm can significantly improve patient safety and improve an organization's safety culture. Material and method: After an exhaustive analysis of the available systems, it was decided to develop an own system, SISNOT (system of notification of incidents without damage), which followed the characteristics recommended by the international organisms in relation to these systems in the health field. Results: 3249 notifications were made through SISNOT, between primary and specialized care, of which 48% could have had high damage in case of reoccurrence of the incident. Conclusions: The implementation of SISNOT has been carried out in all hospitals and in primary care. The results obtained are unequal in each unit. This is due to numerous local barriers: leadership, characteristics of professionals, etc. Although there is a common, lack of safety culture. This is a challenge to keep working.

KEYWORDS   patient safety; risk management; safety management

INTRODUCCIÓN

Hace ya más de una década que la seguridad del paciente comenzó a adquirir una especial relevancia en el ámbito sanitario. La publicación del informe «To err is human» [1], donde se estimaba que los eventos adversos podían llegar a constituir la octava causa de mortalidad en EEUU por delante de causas tan importantes como el cáncer de mama, el SIDA o los accidentes de tráfico, puso de manifiesto la importancia de este problema y desencadenó la puesta en marcha de diferentes planes y estrategias por parte de organismos internacionales como la Organización Mundial de la Salud o nacionales como el Ministerio de Sanidad, Servicios Sociales e Igualdad.

Durante estos años estas organizaciones han promovido la monitorización de la incidencia y el perfil de los eventos adversos, el uso de prácticas seguras que prevengan los eventos más graves y/o frecuentes (profilaxis antibiótica prequirúrgica, higiene de manos, antisepsia de la piel con clorhexidina, listado de verificación de la seguridad quirúrgica, conciliación de la medicación al ingreso y el alta, etc.) y la utilización de sistemas de notificación.
En nuestro país, el Ministerio de Sanidad comenzó, en el 2005, a recomendar el uso de los sistemas de notificación dentro del Plan de Calidad del Sistema Nacional de Salud. En la reciente Estrategia de seguridad del paciente del Sistema Nacional de Salud 2015-2020 aprobada el pasado año, se encuentran de nuevo recogidos en una de las líneas estratégicas básicas en este ámbito [2].

Los sistemas de notificación, muy habituales en otros entornos como el sector de la energía nuclear o el aeronáutico, se han desarrollado con el objetivo de identificar problemas de seguridad en la actividad diaria, analizar sus causas y poner en marcha medidas que actúen sobre esas causas y eviten la repetición de incidentes.

En organizaciones complejas como las nuestras, la posibilidad de que se produzcan eventos adversos está asociado a las características del paciente pero sobre todo a causas/factores muy relacionados con nuestra forma de trabajar y de organizarnos: disponibilidad o no de protocolos, estandarización de las tareas, calidad del trabajo en equipo, adecuada supervisión y definición de responsabilidades entre los miembros del equipo, comunicación entre profesionales, disponibilidad de información sobre el paciente cuando se van a tomar decisiones, formación de los profesionales, información adecuada al paciente de cómo actuar en el domicilio, uso adecuado y mantenimiento de equipos y materiales, etc.
El valor añadido de estos sistemas es que el hospital o unidad donde se utilizan puede conocer cuáles son sus factores latentes, aquellos que están facilitando la aparición de problemas en su entorno y que en algunos casos serán específicos y diferentes a los de otras unidades.

La necesidad de utilizar estos sistemas es objetiva en nuestro país si analizamos los resultados del estudio ENEAS [3], que estimó que 8 de cada 100 pacientes atendidos en hospitales españoles van a desarrollar un evento adverso durante su ingreso (el 24% de ellos graves si el paciente es atendido en un servicio quirúrgico) y que más del 40% podrían haber sido prevenidos y del estudio APEAS [4] donde en Atención Primaria, los eventos adversos pueden afectar a 7 de cada 100 ciudadanos en un año y el 70% son evitables.

MATERIAL Y MÉTODO

En 2009 la Gerencia Regional de Salud de Castilla y León comenzó a promover el uso de un sistema de notificación para mejorar la seguridad de sus centros.
Después de un exhaustivo análisis de los sistemas disponibles, se decidió desarrollar un

sistema propio, SISNOT (sistema de notificación de incidentes sin daño), que seguía las características recomendadas por los organismos internacionales en relación a estos sistemas en el ámbito sanitario.

El objetivo de SISNOT era facilitar el registro de cualquier incidente sin daño que se produjera en los centros de la comunidad, para después analizar sus causas y poner en marcha medidas que evitaran su repetición.

Sisnot se diseñó como un sistema general, anónimo y voluntario, en el que pudiera notificar cualquier profesional y donde el análisis fuera realizado a nivel local, en el servicio, hospital o centro de salud donde se hubiera producido el problema.

Sisnot está enfocado a recoger aquellos incidentes que la OMS considera incidentes sin daño: circunstancias notificables (por ejemplo, que un desfibrilador de urgencias no funcione), casi incidentes (problemas detectados antes de que afecten al paciente) e incidentes sin daño (aquellos que llegan al paciente, pero no le producen daño). No se promueve el registro de incidentes con daño, para evitar el miedo a notificar circunstancias que pudieran llegar a tener repercusión legal y porque los incidentes sin daño son mucho más numerosos que los incidentes con daño y tienen las mismas causas, por lo que dan suficientes oportunidades para aprender e introducir mejoras que ayuden a prevenir cualquier tipo de problema de seguridad, independientemente de si han provocado daño o no.

La puesta en marcha de SISNOT comenzó en el año 2011 en hospitales y en 2013 en centros de salud. Para facilitarla se diseñó una aplicación informática que permitiera comunicar los incidentes de una forma cómoda y ágil. La estructura del formulario de notificación sigue las recomendaciones internacionales, recoge datos sobre lo que ocurrió, los posibles factores que contribuyeron y las mejoras que el notificante propondría para evitar su repetición. De todos estos campos, solo cuatro son obligatorios:

- Fecha del incidente
- Servicio donde ocurrió el incidente
- Tipo de incidente
- Descripción de lo que ocurrió

El campo más importante es la descripción de lo que ocurrió, donde el notificante narra la cadena de acontecimientos que ha provocado el problema con el máximo detalle posible, sin hacer mención específica a otras personas, esto permite durante el análisis del incidente comprender lo que ha ocurrido, analizarlo y establecer mejoras.

Una vez realizada la notificación, la aplicación dirige el incidente al gestor SISNOT de la unidad donde ha ocurrido el incidente o en su defecto al gestor SISNOT del hospital o gerencia de atención primaria.

Los gestores son profesionales de la unidad/hospital que han sido formados previamente en materia de seguridad del paciente y en herramientas de análisis de incidentes. Actualmente hay formados casi 400 profesionales de atención especializada y 200 en atención primaria.

El gestor será el responsable de analizar, solo o en una reunión con otros compañeros y de proponer medidas para evitar que vuelvan a suceder.

El notificante a través de un código que facilita la aplicación puede saber en todo momento en qué fase del análisis se encuentra su incidente (sin analizar o pendiente, en análisis o cerrado).

Periódicamente, los gestores deben informar a todos los profesionales de la unidad de las notificaciones recibidas, los factores que han contribuido a su aparición y de las mejoras propuestas. Esta tarea es imprescindible para hacer visible la utilidad del sistema y para que los profesionales continúen notificando.

RESULTADOS

A fecha 1 de junio de 2016, se han realizado 3249 notificaciones —resumidas en la figura 1— entre atención primaria y especializada, de las cuales el 48% podrían haber tenido un daño elevado en caso de volverse a producir el incidente. Los tipos de incidentes más notificados han sido los asociados a la medicación que han supuesto un 30% del total, los relacionados con los equipos dispositivos y materiales (12%), con la identificación de pacientes (11%) y los cuidados (10%).

Cuando se han analizado los incidentes se ha visto que los factores que han contribuido a que se produzcan estos incidentes han sido en un 18% la comunicación entre profesionales, en un 14% han estado relacionados con los equipos y dispositivos que se utilizan en la asistencia sanitaria, en un 10% tienen que ver con el trabajo en equipo y en un 9% con los protocolos y la estandarización de tareas.

Los tipos de mejoras que se realizan en torno a estos incidentes son en un 36% la creación o modificación de protocolos o tareas, un 18% cambios, eliminación o introducción de los equipos y dispositivos utilizados en la asistencia sanitaria y un 16% son mejoras relacionadas con la comunicación entre profesionales.

El número de notificaciones y de mejoras implantadas es muy variable entre los diferentes servicios y centros de salud que utilizan SISNOT.

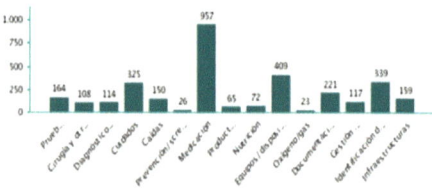

Figura 1. Número incidentes notificados clasificados por tipo de incidente.

DISCUSIÓN

La implantación del proyecto requiere tiempo y cultura de seguridad. Los servicios que utilizan SISNOT como una herramienta habitual que les permite mejorar la seguridad de sus unidades, tienen en común una gran cultura de seguridad y un fuerte liderazgo dentro del servicio. Las razones que justifican el escaso uso por parte de otros servicios y centros de salud, están relacionadas con las barreras publicadas habitualmente en la bibliografía: la falta de convicción en su eficacia, no tener conciencia de que ha ocurrido un error, desconocimiento sobre qué notificar y por qué, sensación de estar demasiado ocupado para notificar, no devolver la información a los profesionales de las notificaciones y mejoras producidas, falta de liderazgo en la prevención de errores etc. Todos ellos, probablemente, pueden resumirse en la falta de cultura de seguridad que impide ver la utilidad de este tipo de herramienta para mejorar la seguridad.

La comparación de los resultados de SISNOT con otros sistemas de notificación es compleja, ya que no tienen características similares. Si analizamos los últimos resultados de SINASP [5] de los años 2014 y 2015 (sistema de notificación de incidentes con daño y sin daño implantado en Castilla-La Mancha, Galicia, Murcia, Cantabria, Canarias, Aragón, Navarra, Extremadura, Asturias e INGESA), vemos que el porcentaje de los incidentes notificados es similar en el tipo más frecuente, el de medicación en torno a un 30% y en la tercer tipo de incidente más frecuentemente notificado, la identificación del paciente, que supone entre el 10 y 15% del total de notificaciones.

Coinciden también los porcentajes de los tipos de profesionales que notifican, sobre todo en atención especializada, donde la mitad son notificaciones realizadas por profesionales de enfermería, en torno al 25% por médicos y en torno al 10% por farmacéuticos.

CONCLUSIONES

Los sistemas de notificación son una de las herramientas básicas para mejorar la seguridad en los entornos asistenciales. El análisis de los incidentes en el hospital o en la unidad que utiliza estos sistemas ha permitido a los profesionales conocer las causas que inciden localmente en su aparición y abordar su mejora. SISNOT ha sido una valiosa herramienta para identificar los factores latentes más frecuentes de nuestro entorno: la comunicación entre profesionales, el uso y mantenimiento adecuado de los equipos y dispositivos que se utilizan en la asistencia sanitaria, el trabajo en equipo y la disponibilidad de protocolos y estandarización de las tareas. Sin embargo, la utilización de SISNOT es muy variable entre áreas y unidades. La cultura de seguridad previa de la unidad, el liderazgo de sus responsables y la dedicación de tiempo al análisis periódico de las notificaciones, la introducción de mejoras y la realización de *feedback* entre los profesionales pueden estar detrás de estas diferencias.

AGRADECIMIENTOS

A todos los gestores de SISNOT y los profesionales implicados en el proyecto por hacer realidad la posibilidad de trabajar en un entorno más seguro.

BIBLIOGRAFÍA

1. Kohn LT, Corrigan JM, Donaldson MS, editors. Institute of Medicine. To err is human: building a safer health system. Washington, DC: National Academy Press; 2000.

2. Estrategia de Seguridad del Paciente del Sistema Nacional de Salud. Período 2015-2020. Madrid: Ministerio de Sanidad, Servicios Sociales e Igualdad; 2015.

3. Estudio Nacional sobre los Efectos Adversos ligados a la Hospitalización. ENEAS 2005. Madrid: Ministerio de Sanidad y Consumo; 2006. Disponible en: http://www.msc.es/organizacion/sns/planCalidadSNS/pdf/excelencia/opsc_sp2.pdf. [Citado el 2 de enero de 2017]

4. Estudio APEAS. Estudio sobre la seguridad de los pacientes en atención primaria de salud. Madrid: Ministerio de Sanidad y Consumo; 2008. Disponible en: http://www.msps.es/organizacion/sns/planCalidadSNS/docs/LibroAPEAS.pdf. [Citado el 2 de enero de 2017]

5. Sistema de notificación y aprendizaje para la seguridad del paciente (SiNASP). Informe de incidentes de seguridad notificados en 2014-2015. Madrid: Ministerio de Sanidad, Servicios Sociales e Igualdad. 2016. Disponible en: https://www.sinasp.es/Sinasp_GuiaNotificante.pdf. [Citado el 2 de enero de 2017]

eISSN 2444-7986
DOI: https://doi.org/10.14201/orl201781.15055

Artículo de revisión

BLOQUEO DE LA VÍA AÉREA TRAS LA EXTUBACIÓN. REVISIÓN BIBLIOGRÁFICA

Post-extubation airway obstruction. Literature review

Álvaro SÁNCHEZ-TABERNERO[1]; José Luis PARDAL-REFOYO[2]; Jesús Javier CUELLO-AZCÁRATE[1]

Complejo Asistencial de Zamora. [1]Servicio de Anestesiología y Reanimación. [2]Servicio de Otorrinolaringología. Zamora. España.

Correspondencia: alvarosanchezt@hotmail.com

Fecha de recepción: 2 de octubre de 2016
Fecha de aceptación: 19 de octubre de 2016
Fecha de publicación: 29 de octubre de 2016
Fecha de publicación del fascículo: 1 de marzo de 2017

RESUMEN

Introducción y objetivo: El bloqueo de la vía aérea (BVA) tras la extubación en cualquier cirugía es un evento crítico con baja incidencia, potencialmente grave, que puede precisar reintubación o traqueotomía, en el que frecuentemente el otorrinolaringólogo es requerido. Objetivo: Conocer la prevalencia de BVA y sus causas mediante revisión bibliográfica sistemática. Método: Revisión bibliográfica en PubMed, Cochrane y Scopus de ensayos clínicos, metanálisis, revisiones y series de casos y control sobre obstrucción de la vía aérea tras extubación que precisa reintubación en adultos. Resultados: Se seleccionaron 6 estudios y una guía de práctica clínica. La causa más frecuente de fallo de extubación es el bloqueo de la vía aérea por diversas causas (debilidad muscular faríngea —frecuentemente por efecto residual farmacológico—, laringoespasmo, parálisis de cuerdas vocales, edema de vías respiratorias superiores, hematoma cervical postoperatorio, cuerpos extraños o secreciones). La mayoría de los casos de reintubación ocurrieron en las 2 horas tras la extubación. Conclusiones: La causa más frecuente de fallo tras la extubación en anestesia general es el bloqueo de la vía aérea generalmente provocado por efecto de bloqueo neuromuscular residual. El riesgo de BVA se incrementa en la cirugía de la vía aérea y de cabeza y cuello. Las guías de intubación difícil han mejorado la actuación y reducido los eventos adversos y es necesario implementar estrategias similares en la extubación. El procedimiento de extubación y reintubación debe estar documentado. Los grupos de trabajo sobre la vía aérea han de ser multidisciplinares e incluir especialistas en otorrinolaringología.

PALABRAS CLAVE   vía aérea; obstrucción de la vía aérea; extubación; intubación; fallo en la extubación

SUMMARY   Introduction and objective: airway obstruction after extubation in any surgery is a critical event with low incidence, which may require reintubation or tracheostomy, which often otolaryngologist is required. Objective: To determine the prevalence of BVA and its causes through systematic literature review. Method: Literature review in PubMed, Scopus and Cochrane clinical trials, meta-analysis, reviews and case series and control over airway obstruction after extubation that requires reintubation in adults. Results: 6 studies and one clinical practice guidelines were selected. The most common cause of extubation failure is blocking the airway for various reasons (pharyngeal muscle weakness residual effect -often farmacologycal-, laryngospasm, vocal cord paralysis, edema of upper respiratory tract, cervical postoperative hematoma, foreign bodies or secretions). Most cases of re-intubation occurred within 2 hours after extubation. Conclusions: The most common cause of failure after general anesthesia extubation is blocking the airway generally caused by residual neuromuscular blocking effect. Airway obstruction risk increases in airway and head and neck surgery. Difficult intubation guidlines have improved performance and reduced adverse events and similar strategies must be implemented in extubation. The procedure extubation and reintubation should be documented. Working groups airway must be multidisciplinary and include specialists in otolaryngology.

KEYWORDS   airway; extubation airway; obstruction airway; extubation; intubation; extubation failure

INTRODUCCIÓN

Las complicaciones respiratorias son el segundo problemas más frecuente, tras las náuseas y vómitos y el bloqueo de la vía aérea (BVA) tras la extubación en cualquier tipo de cirugía es un evento crítico, potencialmente muy grave, que puede provocar la muerte o secuelas graves al paciente [1,2]. Se define extubación (término MeSH introducido en 2012, airway extubation) como la extracción del tubo endotraqueal del paciente y se define fallo de extubación a la imposibilidad de tolerar la ausencia de tubo endotraqueal habitualmente tratado con la reintubación [3].

La extubación traqueal es un paso crítico tras la que se debe mantener la vía aérea permeable y protegida de aspiraciones, y la ventilación (oxigenación pulmonar) y, en pacientes de alto riesgo —obesidad, síndrome de apnea obstructiva del sueño o dificultad durante la intubación— los incidentes de BVA en la extubación son causa frecuente de reclamación por muerte o daño cerebral [4].

La causa más común de obstrucción de la vía respiratoria superior en la unidad de reanimación posanestésica (URPA) es la debilidad muscular faríngea, generalmente debida a bloqueo neuromuscular residual, seguido de efectos residuales de los otros anestésicos y de los opioides [5–7].

Otras causas de BVA tras la extubación son el laringoespasmo, la parálisis laríngea bilateral (por lesión bilateral del nervio laríngeo recurrente generalmente secundario a tiroidectomía), el edema de vía aérea superior (por posición en Trendelenburg, exceso de fluidoterapia, anafilaxia), traumatismos sobre la vía aérea (en la intubación, debido a cirugía en la vía aérea), hematoma sofocante o cuerpos extraños en la vía aérea [8–17].

La incidencia global de BVA tras la extubación es baja, en torno al 0,17% [18] por lo que el mejor método de investigación es la revisión bibliográfica sistemática.

El objetivo de este trabajo es conocer la prevalencia del bloqueo de la vía aérea sucedido tras la extubación por anestesia general tras una intervención quirúrgica mediante revisión bibliográfica sistemática.

MATERIAL Y MÉTODO

Se realizó una búsqueda bibliográfica sistemática en las bases de datos PubMed, Cochrane Library y Scopus con las palabras clave o descriptores y estrategias de búsqueda que se resumen en el diagrama de la figura 1. Los criterios de inclusión fueron: artículos en lengua española o inglesa, con resumen disponible, sobre bloqueo de la vía aérea en humanos adultos y reintubación. Se incluyeron ensayos clínicos, series de casos y control, artículos de revisión, metanálisis y guías de práctica clínica.

RESULTADOS

Para el estudio cualitativo se seleccionaron 7 trabajos que cumplían los criterios de inclusión [19–25], tal como se resume en la figura 1 —solo se incluyeron los estudios que específicamente abordaban el tema del fallo de la extubación tras anestesia que precisó reintubación, no cumplieron los criterios ni los metanálisis ni los ensayos clínicos revisados—.

En la tabla 1 se resumen los resultados más relevantes de la revisión.

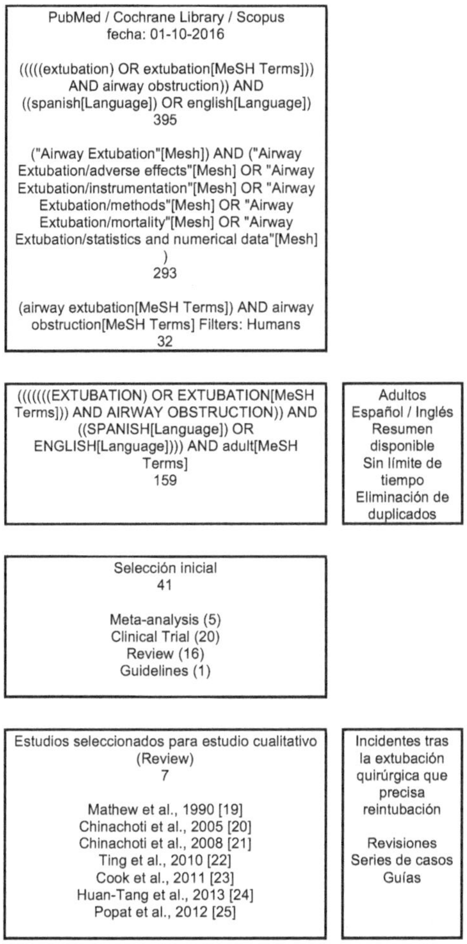

Figura 1. Obstrucción de la vía aérea tras la extubación. Diagrama con la búsqueda bibliográfica y selección de artículos.

Los incidentes más frecuentes tras la extubación son la hipoventilación por alteración de los reflejos en la vía aérea (por exceso —laringoespasmo, broncoespasmo, tos— o por defecto —efecto de opioides, efecto farmacológico residual, movimiento paradójico de las cuerdas vocales—) y el BVA —secreciones, sangre, cuerpo extraño, edema, hematoma extrínseco compresivo, parálisis bilateral de cuerdas vocales—.

La mayoría de las reintubaciones por fallos de extubación se producen en el quirófano [20,22,24] en las 2 primeras horas tras la extubación [19,21].

Los factores de riesgo que se relacionan con los fallos en la extubación son la alteración consciencia, EPOC, neumonía, SRIS (síndrome de respuesta inflamatoria sistémica) —fiebre mayor de 38 °C o hipotermia, taquipnea o pCO2 menor de 32 mmHg, taquicardia, leucocitosis o leucopenia o desviación izquierda—, saturación O2 menor del 95%, hipotermia, algunos relajantes musculares como el rocuronio, cirugía de vía aérea y cirugía de cabeza y cuello y fallos humanos —inexperiencia— [21,24].

Tres aspectos relacionados con la vía aérea incrementan el riesgo de fallo en la reintubación tras la extubación: la vía aérea difícil tras la primera intubación —más frecuente en obesidad, SAOS o pacientes con alto riesgo de aspiración—, el deterioro perioperatorio de la vía aérea —por distorsión de la anatomía, edema, hemorragia, lesión laríngea— y la dificultad para el acceso a la vía aérea tras la cirugía —por cambios quirúrgicos, colgajos o fijación cervical— [24].

Las consecuencias de los incidentes relacionados con los fallos en la extubación y reintubación son el incremento de la estancia hospitalaria, el incremento de la estancia en UCI, la necesidad de realizar traqueotomía y el incremento de la mortalidad [24].

DISCUSIÓN

Las referencias al procedimiento de extubación y reintubación en caso de fallo en la extubación son indirectas, generalmente incluidas en guías sobre vía aérea difícil pero sin establecer un procedimiento sistematizado hasta la publicación de la *difficult airway society guidelines for the management of tracheal extubation* [25] (Tabla 2).

En la tabla 3 se resumen los aspectos más importantes para la discusión tras los resultados obtenidos en la revisión bibliográfica.

El BVA tras la extubación en cualquier tipo de cirugía es un evento poco frecuente, crítico y potencialmente muy grave que puede ocasionar daño pulmonar, cerebral o la muerte. Influyen factores fisiopatológicos, farmacológicos y humanos [25]. En la mayoría de los casos el BVA se produce en las primeras 2 a 6 horas tras la extubación y para resolverlo se necesitará reintubación o traqueotomía.

Tabla 1. Obstrucción de la vía aérea tras la extubación. Reintubación tras la extubación en anestesia general. Resumen de los artículos seleccionados.

Autor	Método	Incidente que precisa reintubación	Observaciones
Mathew et al., 1990 [19]	retrospectivo	26/13593 = 0,19% 20/26= 76,9% en primera hora 54% edad <3 y >60 años 23% cirugía ORL	Causas más frecuentes: excesiva sedación / efecto residual farmacológico / persistencia de miorrelajación (18/26= 69% causa anestésica). Fluidoterapia inadecuada. Obstrucción de la vía aérea superior. Ningún paciente tuvo secuelas
Chinachoti et al., 2005 [20]	retrospectivo	234/86667 = 0,27% 158/234= 67,5% en quirófano o URPA En <6 h 83 / 234 = 35,5% a los 10 minutos de extubación Edad de mayor riesgo entre <1 y >70 años	Bloqueo neuromuscular (53%) Agente anestésico residual (57%) (53-57%), Bloqueo de vía aérea (31%) Inestabilidad hemodinámica (26.3%).
Chinachoti et al., 2008 [21]	retrospectivo	184 casos 90,2% en <2h Hipoventilación (58,1%) Bloqueo de la vía aérea (39,6%)	99,2% incidentes anestésicos 54,5% incidentes no anestésicos 99,2% inadecuado manejo El incidente es prevenible: en el 99,2% de los incidentes relacionados con la anestesia y en el 54,5% de los incidentes no relacionados directamente con la anestesia 99,2% se relacionan con falta de experiencia o decisión incorrecta
Ting et al., 2010 [22]	retrospectivo	83/137.866 = 0,06% 65 (78,3%) en quirófano 18 (21,7%) en URPA	Grupos de riesgo: EPOC preoperatoria (OR: 7,17; IC 95%, 1,98-26,00). Neumonía (OR: 7,94 IC 95%: 1,93-32,78). Ascitis (OR: 13,76; IC 95%: 1,08-174,74). Síndrome de respuesta inflamatoria sistémica (SRIS) (OR: 11.90, IC 95%: 2,63-53,86). Cirugía de cabeza y cuello (OR: 3,43; IC 95%: 1.24-9.50). Cirugía en la vía aérea (OR: 5.98; IC 95%: 1.59-22.60).
Cook et al., 2011 [23]	retrospectivo	184/2.872.600 = 0,0064% 46 incidentes por cada millón de anestesiados (1 por cada 22.000) 133 eventos relacionados con BVA tras anestesia general	16 muertes 13 daño cerebral Tasa de mortalidad: 5,6 por millón de procesos Se estima que se comunica sólo el 25% de los incidentes relevantes
Huan-Tang et al., 2013 [24]	Casos y controles	130/227876= 0,057% 102 (78,5%) en quirófano 28 en URPA Factores de riesgo: Alteración consciencia EPOC Neumonía SRIS Saturación O2<95% Hipotermia Cirugía de vía aérea Cirugía de cabeza y cuello	Causas: EPOC (OR: 4.30), Neumonía (OR: 6.60), Ascitis (OR: 4.86), SRIS (OR: 7.52), Hipotermia (<35 °C; OR: 2.45), Rocuronium como relajante (OR: 1.90), Inexperiencia (OR: 3.44), Cirugía en la vía aérea (OR: 4.34) Consecuencias: Incremento de estancia hospitalaria / estancia en UCI (OR: 2.46) Traqueotomía y mortalidad (OR: 58.52)

BVA: bloqueo de la vía aérea; OR: odds ratio; SRIS: síndrome de respuesta inflamatoria sistémica

El procedimiento de extubación debe estar documentado así como los protocolos que deben seguirse en caso de fallo potencial de la extubación (reintubación, extubación diferida, traqueotomía electiva) [25].

La traqueotomía electiva debe plantearse en caso probabilidad de deterioro de la vía aérea en el postoperatorio (edema) evaluando el grado de compromiso de la vía aérea al final de la cirugía, la capacidad de acceso a la vía aérea en caso de bloqueo tras la extubación, la duración esperada de compromiso de la vía aérea y la probabilidad de que se produzca una extubación no planificada y no poder reintubar [25].

Hay dos aspectos importantes deducidos de esta revisión sobre los que debemos reflexionar. Por una parte, que en los grupos de trabajo no se incluyen especialistas en otorrinolaringología y, por otra, la escasa referencia a la traqueotomía como técnica en los casos de fallo de la reintubación.

Respecto a los aspectos metodológicos, faltan trabajos con suficiente evidencia que orienten a las mejores prácticas en la extubación.

Tabla 2. Bloqueo de la vía aérea tras la extubación. Guías con referencia a los fallos de extubación [25].

1998	Canadian Airway Focus Group's recommendations for the management of the unanticipated difficult airway
2003	American Society of Anesthesiologists (ASA) difficult airway guidelines
2005	Societa Italiana Anaesthesia Analgesia Rianimazione Terapia Intensiva (SIAARTI) Recommendations for airway control and difficult airway management
2004	Difficult Airway Society (DAS) difficult intubation guidelines of mention the need for a pre-formulated extubation plan
2012	Difficult Airway Society Extubation Guidelines Group. Difficult airway society guidelines for the management of tracheal extubation

CONCLUSIONES

La causa más frecuente de fallo tras la extubación en anestesia general es el bloqueo de la vía aérea generalmente provocado por efecto de bloqueo neuromuscular residual.
El riesgo de BVA se incrementa en la cirugía de la vía aérea y de cabeza y cuello.

Las guías de intubación difícil han mejorado la actuación y reducido los eventos adversos y es necesario implementar estrategias similares en la extubación.
El procedimiento de extubación y reintubación debe estar documentado.
Los grupos de trabajo sobre la vía aérea han de ser multidisciplinares e incluir especialistas en otorrinolaringología.

Tabla 3. Bloqueo de la vía aérea tras la extubación. Resumen [19–25].

BVA tras extubación tras anestesia general	Incidencia: 0,6 al 1,9 ‰
Lugar	Quirófano 78% / URPA 20%
Tiempo	<6 horas
Edad	<1 años — >70 años
Grupos de riesgo	Alteración consciencia / Hipotermia EPOC / SAOS / Neumonía / Obesidad SRIS Saturación O2<95% Cirugía de vía aérea / cabeza y cuello
Causas	Bloqueo neuromuscular (53%) Agente anestésico residual (57%) Bloqueo de vía aérea (31%) Inestabilidad hemodinámica (26.3%) Laringoespasmo 8,7‰
Consecuencias	Fallo en la reintubación / traqueotomía / estancia hospitalaria o en UCI Edema pulmonar secundario Muerte cerebral
Fallos de reintubación	Incidencia desconocida
Participación de especialistas en ORL	No
Evitabilidad	>90% evitables [21]

EPOC: enfermedad pulmonar obstructiva crónica; SAOS: síndrome de apnea obstructiva del sueño; SRIS: síndrome de respuesta inflamatoria sistémica; URPA: unidad de reanimación posanestésica

BIBLIOGRAFÍA

1. Hines R, Barash PG, Watrous G, O'Connor T. Complications occurring in the postanesthesia care unit: a survey. Anesth Analg 1992 Apr;74(4):503–9.

2. Kluger MT, Bullock MFM. Recovery room incidents: a review of 419 reports from the Anaesthetic Incident Monitoring Study (AIMS). Anaesthesia 2002;57(11):1060–6.

3. Epstein SK. Decision to extubate. Intensive Care Med 2002 May;28(5):535–46.

4. Peterson GN, Domino KB, Caplan RA, Posner KL, Lee LA, Cheney FW. Management of the difficult airway: a closed claims analysis. Anesthesiology 2005;103(1):33–9.

5. Murphy GS, Brull SJ. Residual neuromuscular block: lessons unlearned. Part I: definitions, incidence, and adverse physiologic effects of residual neuromuscular block. Anesth Analg 2010;111(1):120–8.

6. Brull SJ, Murphy GS. Residual neuromuscular block: lessons unlearned. Part II: methods to reduce the risk of residual weakness. Anesth Analg 2010;111(1):129–40.

7. Grosse-Sundrup M, Henneman JP, Sandberg WS, Bateman BT, Uribe JV, Nguyen NT, et al. Intermediate acting non-depolarizing neuromuscular blocking agents and risk of postoperative respiratory complications: prospective propensity score matched cohort study. BMJ 2012;345:e6329.

8. Boyd M, Chatterjee A, Chiles C, Chin R. Tracheobronchial foreign body aspiration in adults. South Med J 2009;102(2):171–4.

9. Swanson KL, Edell ES. Tracheobronchial foreign bodies. Chest Surg Clin N Am 2001;11(4):861–72.

10. Sagi HC, Beutler W, Carroll E, Connolly PJ. Airway complications associated with surgery on the anterior cervical spine. Spine (Phila Pa 1976) 2002 1;27(9):949–53.

11. Wittekamp BHJ, van Mook WNKA, Tjan DHT, Zwaveling JH, Bergmans DCJJ. Clinical review: post-extubation laryngeal edema and extubation failure in critically ill adult patients. Crit Care 2009;13(6):233.

12. Sanapala A, Nagaraju M, Rao LN, Nalluri K. Management of bilateral recurrent laryngeal nerve paresis after thyroidectomy. Anesth essays Res;9(2):251–3.

13. Rubin AD, Sataloff RT. Vocal fold paresis and paralysis. Otolaryngol Clin North Am 2007;40(5):1109–31, viii–ix.

14. Weber S. Traumatic complications of airway management. Anesthesiol Clin North America 2002;20(3):503–12.

15. Sue RD, Susanto I. Long-term complications of artificial airways. Clin Chest Med 2003;24(3):457–71.

16. Rosenthal LHS, Benninger MS, Deeb RH. Vocal fold immobility: a longitudinal analysis of etiology over 20 years. Laryngoscope 2007;117(10):1864–70.

17. Visvanathan T, Kluger MT, Webb RK, Westhorpe RN. Crisis management during anaesthesia: laryngospasm. Qual Saf Health Care 2005;14(3):e3.

18. Lee PJ, MacLennan A, Naughton NN, O'Reilly M. An analysis of reintubations from a quality assurance database of 152,000 cases. J Clin Anesth 2003;15(8):575–81.

19. Mathew JP, Rosenbaum SH, O'Connor T, Barash PG. Emergency tracheal intubation in the postanesthesia care unit: physician error or patient disease? Anesth Analg 1990;71(6):691–7.

20. Chinachoti T, Chau-in W, Suraseranivongse S, Kitsampanwong W, Kongrit P. Postoperative reintubation after planned extubation in Thai Anesthesia Incidents Study (THAI Study). J Med Assoc Thai. 2005;88 Suppl 7:S84–94.

21. Chinachoti T, Poopipatpab S, Buranatrevedhya S, Taratarnkoolwatana K, Werawataganon T, Jantorn P. The Thai Anesthesia Incident Monitoring Study (Thai AIMS) of post anesthetic reintubation: an analysis of 184 incident reports. J Med Assoc Thai. 2008;91(11):1706–13.

22. Ting PC, Chou AH, Yang MW, Ho AC-Y, Chang CJ, Chang SC. Postoperative reintubation after planned extubation: A review of 137,866 general anesthetics from 2005 to 2007 in a Medical Center of Taiwan. Acta Anaesthesiol Taiwanica 2010;48(4):167–71.

23. Cook TM, Woodall N, Frerk C, Fourth National Audit Project. Major complications of airway management in the UK: results of the Fourth National Audit Project of the Royal College of Anaesthetists and the Difficult Airway Society. Part 1: anaesthesia. Br J Anaesth 2011;106(5):617–31.

24. Lin H-T, Ting P-C, Chang W-Y, Yang M, Chang C-J, Chou A-H. Predictive risk index and prognosis of postoperative reintubation after planned extubation during general anesthesia: A single-center retrospective case-controlled study in Taiwan from 2005 to 2009. Acta Anaesthesiol Taiwanica 2013;51(1):3–9.

25. Difficult Airway Society Extubation Guidelines Group, Popat M, Mitchell V, Dravid R, Patel A, Swampillai C, et al. Difficult Airway Society Guidelines for the management of tracheal extubation. Anaesthesia 2012;67(3):318–40.

eISSN 2444-7986
DOI: https://doi.org/10.14201/orl201781.14832

Artículo de revisión

RESONANCIA MAGNÉTICA EN HIPOACUSIA Y VÉRTIGO

Magnetic resonance in hearing loss and vertigo

Manuel Ángel MARTÍN-PÉREZ; José Martín MARÍN-BALBÍN; Rodrigo BLANCO-HERNÁNDEZ; Ignacio MARTÍN-GARCÍA; Roberto TABERNERO-RICO; Miguel GONZALO-DOMÍNGUEZ

SACYL. Complejo Asistencial de Zamora. Servicio de Radiodiagnóstico. Zamora. España.

Correspondencia: martinperezma@gmail.com

Fecha de recepción: 25 de junio de 2016
Fecha de aceptación: 4 de julio de 2016
Fecha de publicación: 18 de julio de 2016
Fecha de publicación del fascículo: 1 de marzo de 2017

RESUMEN

Introducción y objetivo: La hipoacusia y el síndrome vertiginoso representan una parte importante de la clínica otorrinolaringológica, siendo fundamental el papel que el radiólogo desempeña en su estudio diagnóstico. Los estudios mediante resonancia magnética (RM) son imprescindibles para orientar o dar el diagnostico de certeza en estos casos. Material y método: Tras realizar un análisis retrospectivo de 456 estudios de RM de pacientes que presentaban estos síntomas, realizamos una revisión por las principales patologías registradas que pueden ocasionar esta sintomatología. Resultados: Se clasifican en alteraciones vasculares y otras variantes, patología tumoral y patología malformativa e inflamatoria; además describimos los hallazgos más relevantes en RM y lo ilustramos con ejemplos recogidos en nuestro centro.

PALABRAS CLAVE

diagnóstico por imagen; vértigo; mareo; schwannoma; resonancia magnética; hipoacusia; neoplasias de fosa posterior diagnóstico

SUMMARY

Introduction and objective: Hearing loss and vertiginous syndrome represent an important part of the otorhinolaryngology clinic. The role of the radiologist plays in their workup become fundamental. Studies using magnetic resonance imaging (MRI) are essential to guide or give the diagnosis in these cases. Method: After performing a retrospective analysis of 456 MRI studies of patients with these symptoms, we conducted a review of the main pathologies recorded that can cause these symptoms. Results: We classify into vascular disorders and other variants, tumor pathology, malformations and inflammatory pathology; We also describe the most relevant findings on MRI and illustrated with examples of our center.

KEYWORDS

diagnostic imaging; vertigo; dizziness; schwannoma; magnetic resonance imaging; hearing loss; posterior fossa neoplasms diagnosis

INTRODUCCIÓN

La hipoacusia y el síndrome vertiginoso representan una parte importante de la clínica registrada en las consultas los servicios de otorrinolaringología (ORL) de cualquier hospital. Es en este contexto en el que el radiólogo cobra un importante papel diagnóstico a través de los estudios mediante resonancia magnética (RM) de oído interno y fosa posterior. Por esta razón fundamental es importante determinar su utilidad en la batería de pruebas complementarias para este tipo de patologías.

Con este trabajo se intenta reflejar el papel actual de la RM en los pacientes con hipoacusia o síndrome vertiginoso, además de ilustrar los hallazgos patológicos y variantes de la normalidad detectados mediante esta técnica.

MATERIAL Y MÉTODO

A partir de un análisis retrospectivo de 456 estudios consecutivos de RM, se realizó una descripción de la técnica y de los hallazgos patológicos por imagen. Las pruebas fueron realizadas en un equipo GE 1,5 T, empleando secuencias potenciadas en T1, T2, Difusión (DWI) y estudio 3D FIESTA de ambos oídos internos. El criterio de inclusión de los pacientes fue presentar clínica de hipoacusia, acúfeno o vértigo central o periférico. En la revisión, los pacientes fueron clasificados en dos grupos sintomáticos: uno con hipoacusia o acúfeno y otro con vértigo central o periférico. Con estos criterios se incluyeron 456 pacientes sintomáticos: 211 con clínica de hipoacusia neurosensorial o acúfeno y 245 con vértigo central o periférico, incluyendo otros síntomas inespecíficos como inestabilidad o mareo.

Del total de pacientes sintomáticos estudiados (456), se dividen e ilustran los estudios de los hallazgos patológicos, que supusieron el 17% del total (78 pacientes). Estos casos patológicos fueron desglosados en tres grupos: un grupo con alteraciones vasculares, bucles y otras variantes, que incluye 46 casos (10%), otro grupo con patología tumoral en el contexto o no de neurofibromatosis (NF), tumores típicos y atípicos del ángulo pontocerebeloso (APC), metástasis en fosa posterior y procesos intracraneales o del oído medio con repercusión sobre el laberinto membranoso, que incluye 25 casos (5,5%) y un grupo final con patología malformativa e inflamatoria laberíntica, que incluye 7 casos (1,5%). El resto de casos

(378 pacientes) fueron normales o no presentaron alteraciones relacionadas con el proceso de consulta.

RESULTADOS

RECUERDO ANATÓMICO

La RM permite establecer una detallada correlación de la anatomía del oído interno, identificando las distintas estructuras del laberinto membranoso: la cóclea, el vestíbulo y los canales semicirculares. (Figuras 1 y 2).

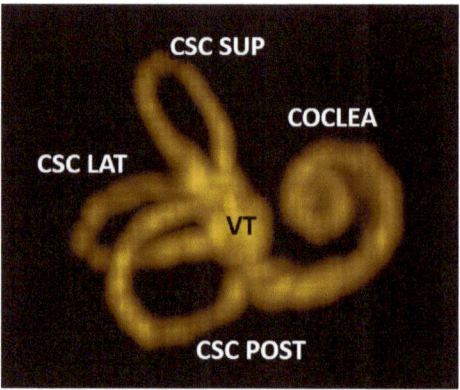

Figura 1. 3D FIESTA. Reconstrucción VR 3D. Anatomía del oído interno. Cóclea. VT: vestíbulo. CSCSUP: canal semicircular superior. CSCPOST: canal semicircular posterior. CSCLAT: canal semicircular lateral.

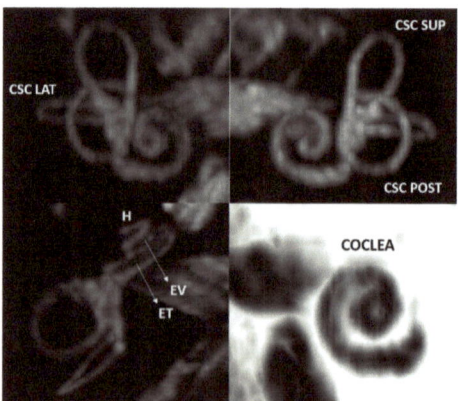

Figura 2. 3D FIESTA. Reconstrucción 2D MIP. Anatomía del oído interno. CSCLAT: canal semicircular lateral. CSCSUP: canal semicircular superior. CSCPOST: canal semicircular posterior. Identificamos en las espiras de la cóclea, su vértice; H: helicotrema. La escala timpánica (ET), y la escala vestibular (EV).

La cóclea es una estructura de forma espiral, dentro de la cual se aprecian tres canales paralelos: las escalas vestibular y timpánica, que contienen perilinfa y el conducto coclear, donde reside el órgano de Corti. En el conducto auditivo interno es posible identificar por separado los nervios del paquete acusticofacial. (Figuras 3 y 4).

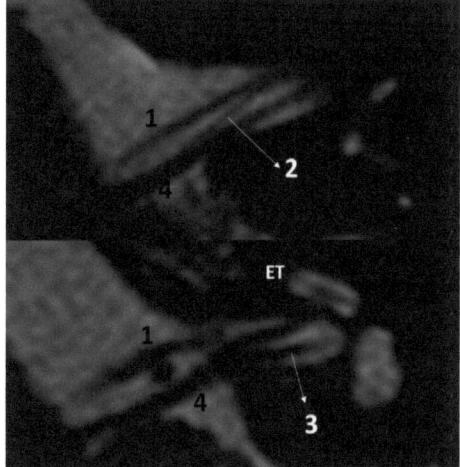

Figura 4. 3D FIESTA plano axial. 1: nervio facial. 2: nervio vestibular superior. 3: nervio vestibular inferior. 4: nervio vestíbulo-coclear. ET: escala timpánica.

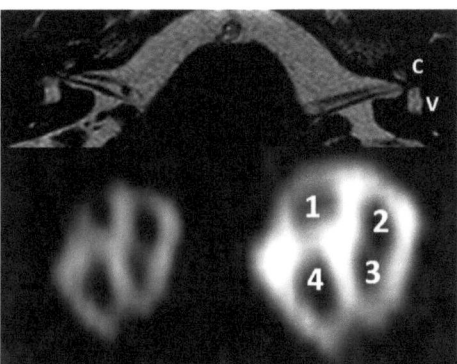

Figura 3. Imagen superior: 3D FIESTA en el plano axial de corte en poros acústicos, mostrando paquetes acusticofaciales, vestíbulos (V) y cócleas (C). Imágenes inferiores 3D FIESTA. Corte coronal oblicuo a través del CAI. Paquete acusticofacial. 1: nervio facial. 2: nervio vestibular superior. 3: nervio vestibular inferior. 4: nervio coclear.

PROTOCOLO DE ESTUDIO CON RM DEL OÍDO INTERNO

Se resume en la tabla1.

Todos los pacientes fueron estudiados en equipo de *RM Signa EXCITE 1.5T G.E.*

Además de la exploración convencional de cráneo que incluyeron secuencias potenciadas en difusión (DWI), T2FLAIR y FRFSE, se realizaron secuencias específicas y centradas para estudio de oído interno: T2FRFSE, T1FSPGR y 3D FIESTA, que programadas siguiendo el eje de los conductos auditivos internos. Esta última es una secuencia rápida eco de gradiente con transformación de *Fourier 3D*, en *Steady−State*. Se empleó antena de alta resolución de cráneo *phased−array* de 8 canales. Los síntomas clínicos admitidos para estudio de pacientes incluyeron: vértigo, inestabilidad, hipoacusia y acúfenos. Posteriormente se procesaron las imágenes en consola, con reconstrucciones 2D MIP en varios planos y 3D *Volume Rendering* (VR).

Tabla 1. Protocolo de estudio con RM de oído interno.

SECUENCIA	PLANO	GROSOR	ESPACIO	TR	TE	FOV	NEX	MATRIZ
PRECONTRASTE								
T2FLAIR	AXIAL	4	1.5	8000	143	24X24	2	320X256
DWI	AXIAL	4	1.5	8000	87	24X24	1	128X128
T2FRFSE	AXIAL	4	1.5	3240	91	24X24	2	320X256
3DFIESTA	AXIAL	0.8	0.4	5.4	1.5	18X18	2	320X256
T2FRFSE	CORONAL	3	0.4	3440	122	18X18	4	320X256
T1FSPGR	AXIAL	2	0.2	250	4	18X18	4	512X224
POSTCONTRASTE								
T1FSPGR	AXIAL	2	0.2	250	4	18X18	4	512X224
T1FSPGR	CORONAL	2	0.2	250	4	18X18	4	512X224

DISCUSIÓN

CLASIFICACIÓN DE LOS HALLAZGOS SEGÚN SU LOCALIZACIÓN

Según su localización los hallazgos del APC pueden ser clasificados en diferentes grupos según indica la tabla 2.

Tabla 2. Lesiones del APC según su localización.

Localización	Lesión
Cisternas	Quiste epidermoide Quiste dermoide Lipoma Quiste neuroénterico Quiste neuroepitelial
Meninges	Meningioma Quiste aracnoideo Metástasis
Arterias	Aneurisma Ectasias
Nervios	Schwanomas del V-XII
Base craneal	Granuloma de colesterol Paraganglioma Cordoma Tumores condrales Tumor del saco endolinfático Adenoma hipofisario
Cerebelo-ventrículos	Glioma Linfoma Ependimoma Papiloma DNET Meduloblastoma Hemangioblastoma

CLASIFICACIÓN DE LOS HALLAZGOS SEGÚN SU COMPORTAMIENTO

Estos hallazgos también pueden ser clasificados según su comportamiento en las principales secuencias de RM, así como tras la administración de contraste paramagnético, como muestra la tabla 3, donde además se describen los hallazgos más relevantes.

PATOLOGÍA VASCULAR

BUCLES VASCULARES

Consisten en cruces vasculares secundarios fundamentalmente por un trayecto redundante de la arteria cerebelosa anteroinferior (AICA) o de algunas pequeñas venas [1] (Figura 5). Estos bucles pueden producir compromiso de diferentes pares craneales (PC), principalmente del VIII PC [2]. Aunque en unos casos puede tratarse de un hallazgo incidental, también pueden ser causa de acúfenos o de vértigo, aunque se han publicado artículos que no han demostrado la relación entre el cruce vascular y algunos síntomas como los acúfenos [3].

Tabla 3. Comportamiento en RM de los hallazgos del APC.

Lesión	Señal en T1WI	Señal en T2WI	Captación	Hallazgos
Glioma	Hipointenso	Hiperintenso	Variable	Emerge del tronco del encéfalo.
Papiloma de plexos coroideos	Hipointenso	Hiperintenso	Intenso	Se extiende desde el foramen de Luschcka.
Linfoma	Hipointenso	Hiperintenso	Sí	Edema. Contexto de inmunodeficiencia.
Hemangioblastoma	Hipointenso	Hiperintenso	Intenso	Posible componente quístico. Enfermedad de Von Hipple-Lindau.
Ependimoma	Hipointenso	Hiperintenso	Sí	Irregular y heterogéneo.
Meduloblastoma	Hipointenso	Hiperintenso	Sí	Nace del hemisferio cerebeloso.
DNET	Hipointenso	Hiperintenso	Sí	Componente quístico. Erosión ósea.
Quiste epidermoide	Hipointenso	Hiperintenso	No	Hiperintenso en DWI.
Tumor dermoide	Hiperintenso	Hipointenso	No	Grasa y calcificaciones. Niveles líquido-grasa.
Quiste aracnoideo	Hipointenso	Hiperintenso	No	Hipointenso en DWI. Isointenso con el LCR.
Lipoma	Hiperintenso	Isointenso con la grasa	No	Mismo comportamiento que la grasa subcutánea en todas las secuencias.
Schwanoma	Hipointenso	Hiperintenso	Sí	Sigue el curso anatómico del nervio.
Aneurisma	Hipointenso	Hipointenso	Variable	Lesión hipointensa bien definida en imágenes potenciadas en T2.
Melanoma	Hiperintenso	Variable	Sí	Lesión hiperintenso en imágenes potenciadas en T1.
Sarcoidosis	Hipointenso	Variable	Sí	Preferentemente hipointensa en imágenes potenciadas en T2.
Granuloma de colesterol	Hiperintenso	Hiperintenso	No	Anillo hipointenso en T1 y T2.
Paraganglioma	Hipointenso	Hiperintenso	Sí	Apariencia en sal y pimienta
Tumor condral	Hipointenso	Hiperintenso	Variable	Se origina de una sincondrosis.
Cordoma	Hipointenso	Hiperintenso	Sí	Septos intratumorales.
Tumor del saco endolinfático	Variable	Hiperintenso	Sí	Presencia de quistes hiperintensos en T1 y T2.
Petrositis apical	Hipointenso	Hiperintenso	Sí	Historia de otitis media.

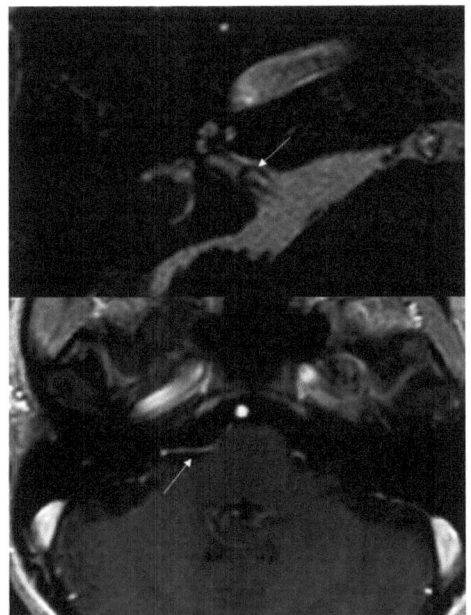

Figura 5. Bucle vascular producido por un trayecto redundante de la arteria cerebelosa anteroinferior (AICA) que no produce compromiso de los nervios del paquete acusticofacial en el interior del CAI derecho, como hallazgo incidental.

MEGAGOLFO DE LA VENA YUGULAR

La posición y el tamaño del golfo yugular son muy variables [4]. El golfo de la yugular alto es una variante de la normalidad que se considera cuando su margen se extiende hasta la superficie inferior del anillo óseo, protruyendo en el oído medio o en la espira basal de la cóclea. Si el golfo de la yugular presenta un aumento de su diámetro transversal se denomina megagolfo, independientemente de su posición [5]. En la mayoría de los casos, los pacientes permanecen asintomáticos, pero en otros casos pueden presentar diferente sintomatología dependiendo de la localización [6].

DIVERTÍCULO DEL BULBO YUGULAR

Es poco frecuente [7]. Se trata de una protrusión del bulbo yugular superior y medial al agujero yugular. En esta posición, el divertículo se relaciona directamente con la pared posterior del conducto auditivo interno (CAI). La invasión del CAI puede contribuir al déficit neurosensorial de la audición y otros síntomas [5], sin que se detecte en la otoscopia ya que puede no llegar hasta el oído medio [8]. Es fundamental un diagnóstico radiológico para evitar otras pruebas innecesarias [7].

PARAGANGLIOMA O GLOMUS YUGULAR

Se trata del tumor más frecuente del agujero yugular [9]. Deriva de los cuerpos glómicos, que están formados por células quimiorreceptoras presentes en el foramen yugular a lo largo del nervio vago. Estos tumores son benignos, pero localmente agresivos, que pueden destruir el peñasco y llegar a invadir el APC [10, 11]. En RM se aprecia una masa de partes blandas hipervascularizada, con vacíos de señal serpentiformes o puntiformes producidos por los vasos sanguíneos con elevado flujo. Además, las hemorragias focales intratumorales con metahemoglobina aparecen como focos hiperintensos en secuencias T1WI, produciendo una característica apariencia en «sal y pimienta». Este tumor presenta un intenso realce tras la administración de contraste [11] (Figura 6).

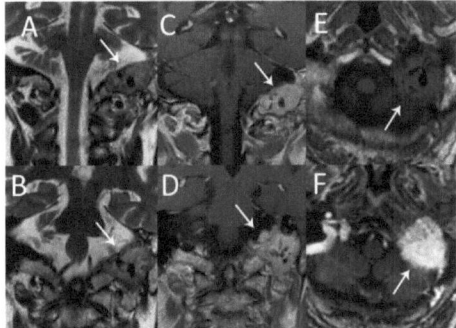

Figura 6. Secuencias potenciadas en T2 (plano coronal A y B) y T1 (plano axial E) y tras la administración de gadolinio (plano coronal C y D y axial F). Ver el intenso realce, de forma homogénea, con focos de hiposeñal. Se visualiza masa que rodea el bulbo yugular, ligeramente hiperintensa, y con focos de ausencia de señal de carácter vascular, en paciente con acúfeno en oído izquierdo. Apariencia en sal y pimienta. Diagnóstico: glomus yugular.

ANGIOMA VENOSO

También conocidos como Anomalías del Desarrollo Venoso, son variantes congénitas del drenaje venoso normal. Histológicamente están limitadas a las estructuras venosas, sin la participación de los capilares o arterias [12, 13]. Pueden presentar intensidad de señal variable dependiendo de su tamaño y flujo, apreciando vacío de señal en T1WI y T2WI. Tras la administración de contraste presentan un intenso realce apreciando una apariencia de paraguas invertido con las venas medulares prominentes («cabeza de medusa» y una única vena colectora transcortical [14]. Suelen localizarse cerca de los ventrículos, si bien también pueden aparecer en el cerebelo, pudiendo producir cierto efecto de masa en el APC [14]. Suelen ser hallazgos casuales en estudios de RM con contraste, en pacientes asintomáticos o con síntomas no relacionados con estas anomalías [13] (Figura 7).

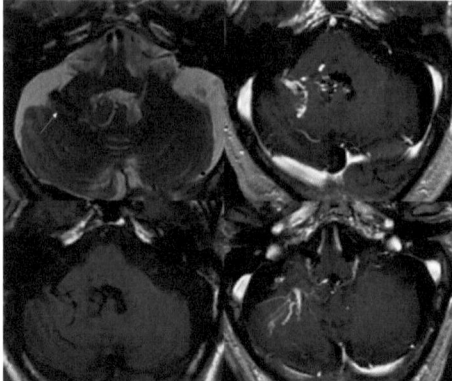

Figura 7. T2WI (arriba izquierda), T1WI (abajo izquierda) y T1 tras contraste (imágenes de la derecha). Anomalía venosa del desarrollo en flóculo derecho del cerebelo. Véase la confluencia de venas en forma de cabeza de medusa y la vena colectora hacia el APC.

CAVERNOMA
Es una malformación del desarrollo vascular, normalmente pequeña y multilobulada, con una morfología típica en «frambuesa». La hemorragia es una complicación común, pudiendo existir diferentes fases evolutivas [15, 16]. Se consideran angiomas venosos histológicamente mixtos [14].

MALFORMACIONES VASCULARES
Existen otras malformaciones vasculares localizadas en el agujero yugular [4] o fuera de éste que pueden producir sintomatología, como por ejemplo malformaciones arteriovenosas, fistulas durales, etc. [17, 18].

ANEURISMAS DEL APC
Generalmente se debe a la dilatación focal de la pared de la arteria cerebelosa posteroinferior (PICA), la arteria vertebral o la arteria cerebelosa anteroinferior (AICA). Los aneurismas del APC representan aproximadamente el 1% de las masas localizadas en este nivel [9].

También se han registrado casos en los que una dilatación aneurismática de la arteria carótida interna a nivel del conducto carotídeo se presenta como una masa pulsátil en el oído medio [19]. La RM se considera una técnica especialmente útil para el diagnóstico de sospecha de un aneurisma de estas características, así como para el seguimiento de su tratamiento tras oclusión endovascular [20].

Los aneurismas que presentan un alto flujo se aprecian como masas ovaladas o redondeadas sin ninguna señal, debido al elevado flujo. Una extrema baja intensidad de señal en T2WI es muy sugerente de este tipo de hallazgos. Cuando un aneurisma está trombosado, presenta una alta intensidad de señal en T1WI debido a la metahemoglobina; aunque es un hallazgo muy sugestivo la intensidad de señal es variable. El aumento del efecto masa puede observarse en la formación del trombo, lo que simula un schwannoma [11].

HEMATOMA CEREBELOSO ANTIGUO
Los hematomas antiguos, como en otras regiones del sistema nervioso central, pueden observarse con un área central hipointensa en todas las secuencias de pulso relacionada con el depósito de degeneración hemática de larga evolución, soliendo presentar también un anillo hemosiderótico completo, con el mismo significado [21].

TROMBOSIS DEL SENO TRANSVERSO
Es a menudo difícil de diagnosticar debido a que presenta un amplio espectro de manifestaciones clínicas inespecíficas, como hipertensión intracraneal, signos de focalidad neurológica, alteración del nivel de conciencia y trastornos mentales [22]. Puede ser difícil de diferenciar de la hipoplasia del seno transverso, en el caso de la trombosis se aprecia un defecto de llenado del seno transverso, que como en nuestro caso puede asociar isquemia con transformación hemorrágica temporal [22].

ICTUS VERTEBROBASILAR
Los accidentes cerebrovasculares (ACV) presentan un diagnóstico clínico inexacto en el 15-20% de los casos [14], en ocasiones manifestándose como inestabilidad y vértigo de instauración brusca. La oclusión aguda del sistema arterial vertebrobasilar supone el 20% del total de los ACV [23] y presenta una alta mortalidad que llega al 80%-90% en los pacientes sin repermeabilización. Por esta razón es importante realizar un diagnóstico en la fase precoz

para lo cual son especialmente útiles las secuencias de difusión (DWI) [24, 25]. Aunque el territorio arterial más frecuentemente afectado en un paciente con síndrome vertiginoso brusco es el vertebrobasilar (Figura 8), también puede aparecer esta clínica secundaria a isquemia en otros territorios vasculares, o en el contexto de afectación por isquemia en distintos territorios, secundaria a un embolismo de origen cardiaco.

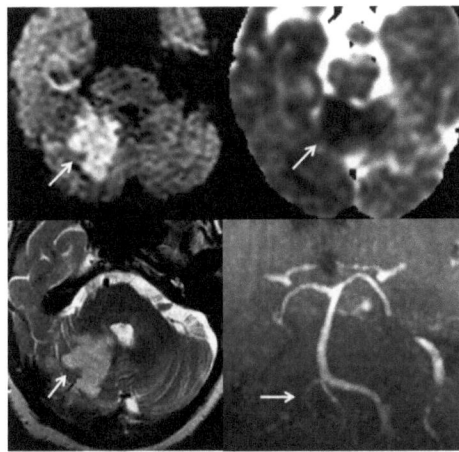

Figura 8. Extenso ictus vertebrobasilar, con afectación posterosuperior y medial del hemisferio cerebeloso derecho, y ramas de ACP (no mostrado). Ver imágenes de arriba, con hiperseñal en difusión (DWI) y restricción en cociente de difusión aparente (ADC), que denotan carácter agudo. Secuencias potenciadas en T2 (abajo izquierda) y reconstrucción coronal de estudio 3D TOF, que muestra trombosis de arteria vertebral ipsilateral.

OTRAS VARIANTES

Existen casos en los que una prominencia del ganglio de Gasser a nivel temporal produce un abombamiento sobre la porción craneal del APC y la base del CAI. Otro hallazgo casual puede ser la presencia de gotas grasas en el espacio subaracnoideo, que apreciaremos como focos puntiformes marcadamente hiperintensos en secuencias potenciadas en T1.

PATOLOGÍA TUMORAL

TUMORES EPENDIMARIOS

El lugar de origen de estas neoplasias varía según la edad, siendo más frecuente la localización intracraneal infratentorial en la infancia y la localización espinal en el adulto.

La clasificación de la OMS divide a los tumores ependimarios en grado I (ependimoma mixopapilar

y subependimoma), grado II (ependimoma) y grado III (ependimoma anaplásico) [26].

Los subependimomas son tumores raros y normalmente se encuentra en las regiones subependimales de los ventrículos. Los pacientes suelen presentar síntomas de progresión lenta y en ocasiones los tumores son descubiertos incidentalmente en la autopsia. La edad típica de presentación es la quinta o sexta década de la vida [27].

Los ependimomas presentan bordes irregulares que pueden invadir el parénquima cerebeloso. Son hipointensos en T1WI e hiperintensos en T2WI y realzan de manera irregular tras la administración de contraste. Son marcadamente heterogéneos debido a la presencia de calcificaciones, hemorragias, formaciones quísticas o necrosis [11].

MEDULOBLASTOMA

Es el tumor maligno más común del sistema nervioso central en edad pediátrica y el tumor primario más común de la fosa posterior en niños, localizándose principalmente a nivel del vermis cerebeloso [28], siendo la localización en el APC poco frecuente [29]. Se trata de un tumor altamente agresivo (grado IV de la OMS) [30]. Es más frecuente en varones, por lo general menores de 10 años. Aunque es mucho menos común, la enfermedad también puede ocurrir en adultos, por lo general en la tercera y cuarta década de la vida [28]. La clínica es rápidamente progresiva. En la RM, estos tumores son hipointensos en T1WI e iso o hiperintensos en T2WI, pudiendo presentar formaciones quísticas o necrosis. Realza tras la administración de contraste [11].

QUISTE ARACNOIDEO

Son cúmulos benignos de origen congénito de líquido cefalorraquídeo que se localizan en áreas donde existe aracnoides; el 50% de los mismos en la cisura de Silvio. Llegan a representar el 1% de todos los procesos expansivos intracraneales no traumáticos. La sintomatología depende de su tamaño y localización. En su evolución pueden comprimir el parénquima circundante y obstruir la circulación del líquido cefalorraquídeo provocando hidrocefalia o hipertensión intracraneal [31]. Tienen bordes bien definidos y forma redondeada (Figura 9a), desplazan a las estructuras neurovasculares y erosionan el hueso adyacente. No presentan calcificaciones o realce. Tienen la misma señal que el LCR, y son hiperintensos en secuencias T2WI e hipointensos en T1WI, pudiéndose confundir con quistes epidermoides [11].

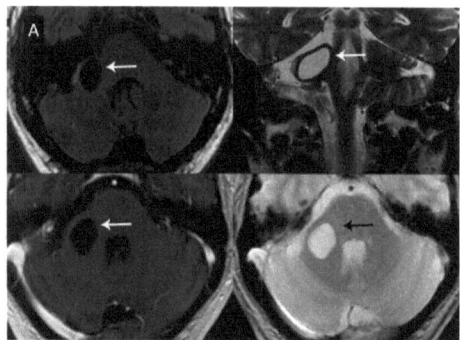

Figura 9a. Tumoración ovalada en APC y pedúnculo cerebeloso medio derecho, hiperintenso en secuencias potenciadas en T2FSE y GRE T2 (imágenes de la derecha), con intensidad de señal igual al LCR en secuencia potenciada en FLAIR (arriba izquierda). No realce tras gadolinio endovenoso (abajo izquierda).

TUMOR DERMOIDE

Son quistes de inclusión congénitos: las secreciones y los debris epiteliales descamados producen una expansión lenta, pudiéndose romper y producir morbilidad/mortalidad significativa [14]. Los quistes dermoides se encuentran a menudo en la fontanela anterior y la región occipital de los niños; una localización excepcional es el espacio extradural de la fosa posterior [32]. Al tener elementos de todas las capas de la piel puede contener pelo, grasa, glándulas sebáceas y sudoríparas, además de epitelio escamoso. Presentan una elevada intensidad de señal en T1WI debido a su conte-

nido graso. Es muy sugestivo el nivel de líquido/grasa y pueden presentar calcificaciones [11] (Figura 9b).

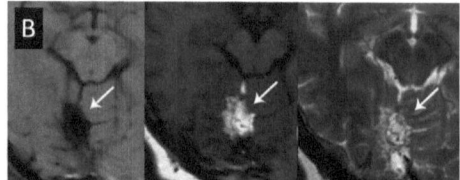

Figura 9b. Tumor dermoide en espacio subaracnoideo y cisternal de fosa posterior. Pérdida de señal en secuencia potenciada en T1 con supresión grasa. Hiperseñal por alto contenido lipídico de la tumoración, en secuencias potenciadas en T1 y T2 sin saturación grasa.

GRANULOMA DE COLESTEROL

Se produce como consecuencia de una reacción inflamatoria por la presencia de cristales de colesterol [33], comportándose como una masa expansiva que puede localizarse en el vértice del peñasco, aislando a las celdillas aéreas de éste del oído medio, y provocando un edema que da lugar a hemorragias recurrentes. Se trata del hallazgo más frecuente detectado en el vértice del peñasco, siendo menos frecuente que el granuloma de colesterol de la mastoides y oído medio [9]. Se trata de una tumoración hiperintensa en todas las secuencias de pulso [34], con un fino borde de baja intensidad de señal en T1WI y T2WI que se corresponde con la cortical del hueso expandido y el depósito de hemosiderina [11] (Figura 9c).

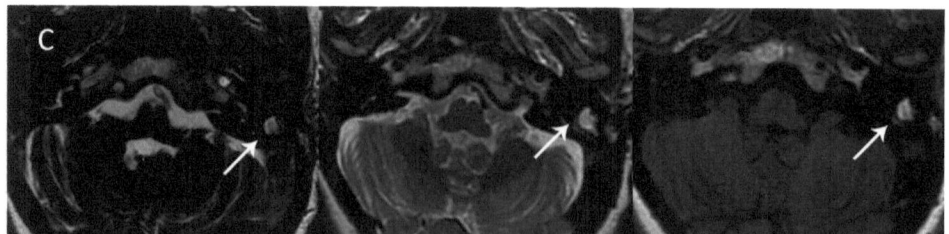

Figura 9c. Tumor hiperintenso en todas las secuencias de pulso (3D FIESTA, T2 y T1 respectivamente). Corresponde con un granuloma de colesterol del vértice del peñasco izquierdo.

QUISTE EPIDERMOIDE

Son quistes de inclusión no neoplásicos, suponiendo el 1% de todos los tumores intracraneales y la tercera masa en frecuencia en el APC y CAI [14]. Además de esta localización, la segunda en frecuencia es el cávum de Meckel

[35]. Puede tener características de intensidad de señal similar a las de LCR en todas las secuencias de pulso, lo que hace difícil distinguir estos tumores de quistes aracnoideos. La DWI ayuda a diferenciarlos de quistes aracnoideos, ya que el coeficiente de difusión aparente

(ADC) de tumores epidermoides es menor al del LCR [35]. (Figura 9d).

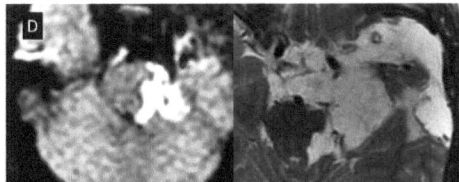

Figura 9d. Cuadro de inestabilidad de larga evolución. Tumoración de distribución geográfica, insinuante, poco delimitada, pero no infiltrante, que se distribuye a nivel cisternal, con efecto de masa sobre las estructuras con las que se relaciona. Características típicas en imagen del quiste epidermoide, con alta señal en difusión y T2. En este caso presenta gran extensión, hasta la cisterna supraselar, suelo del III ventrículo y APC izqdo.

COLESTEATOMA

Ha sido definido como «bola de piel en el sitio equivocado», debido a que se forma por la invasión del epitelio del conducto auditivo externo a través de una perforación timpánica, generalmente en la *pars tensa*, que se comporta como una neoformación expansiva [9]. Aunque se trata de un proceso benigno, produce erosión del hueso circundante y el hecho de que su crecimiento sea ilimitado puede causar complicaciones intracraneales potencialmente graves [36]. En la literatura científica existen múltiples artículos que describen graves complicaciones, incluso la muerte, secundarias a colesteatomas gigantes y su invasión de la fosa posterior [36].

En RM se aprecia como una masa hipointensa en T1WI e hiperintensa en T2WI, con bordes que realzan tras la administración de contraste. La destrucción ósea se valora con dificultad mediante RM [9, 36]. Debido a su composición, la difusión del agua se encuentra dificultada, lo que confiere especial utilidad a las secuencias DWI; tanto para el diagnóstico de pequeñas tumoraciones, como para el seguimiento y sospecha de recurrencia (Figura 10).

NEURINOMA O SCHWANNOMA DEL VIII PAR Y OTROS

Son tumores benignos de lento crecimiento que derivan de las células de Schwann que envuelven el VIII PC (nervio cocleovestibular) [37]. Es la masa más frecuente en el APC y CAI. Además, es la segunda neoplasia extraaxial más frecuente en adultos

y una de las principales causas de hipoacusia neurosensorial unilateral [9]. Aunque los neurinomas vestibulares representan el 95% de los schwannomas intracraneales, también pueden desarrollarse en los otros PC del APC, especialmente en el nervio trigémino y facial, además de los IX y XII PC [11]. Se aprecia como una masa focal hipointensa en T1WI e hiperintensa en T2WI, que presenta un intenso realce tras la administración de contraste [9] (Figuras 11 a y b).

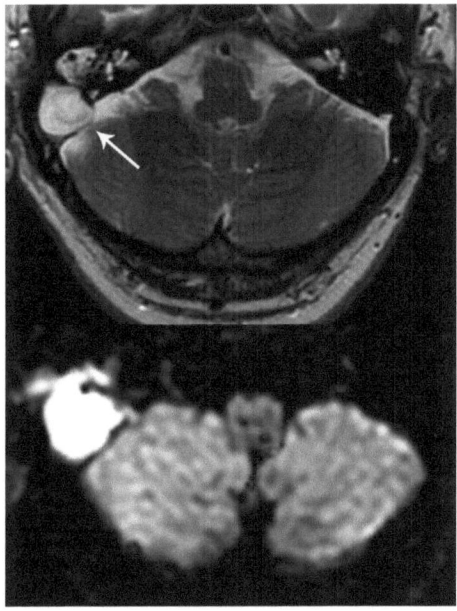

Figura 10. Referido por sordera mixta, de transmisión y neurosensorial, con inestabilidad, por afectación de los conductos semicirculares lateral y posterior. Secuencias potenciadas en T2 y DWI. Marcada hiperseñal por componentes queratínicos. Colesteatoma.

MENINGIOMA DEL APC

Es una neoplasia benigna, no encapsulada, que deriva de células de la aracnoides asociada a la duramadre de la cisterna del APC y CAI [9]. Es la segunda neoplasia más frecuente del APC, y junto con el neurinoma del VIII PC representan aproximadamente el 85% al 90% de todos los tumores a este nivel [11]. Además, puede asociarse a otros tumores en esta localización, siendo la combinación más frecuente con el glioma en los pacientes sin neurofibromatosis, o más raramente con el neurinoma [38]. Se aprecia como una masa hipointensa en T1WI, que realza de manera intensa y uniforme tras la administración de contraste [9] (Figura 12).

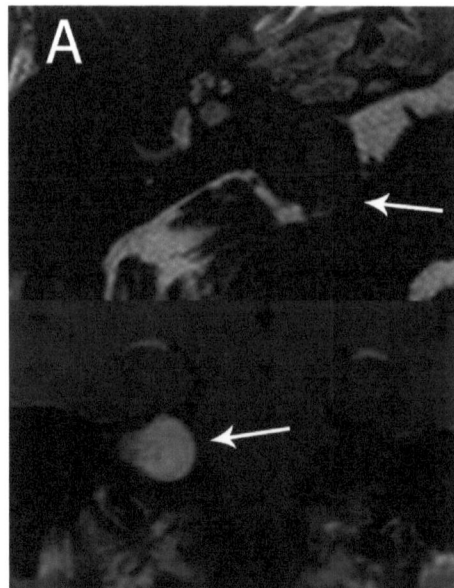

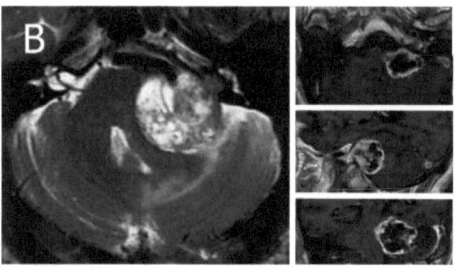

Figura 11a. Neurinoma del VIII, de localización intracanalicular (secuencia 3D FIESTA y T1 + C), con dilatación del mismo hasta el poro acústico y gran componente que ocupa el APC derecho. Realce homogéneo tras gadolinio.

Figura 11b. T2WI (izquierda) y T1 tras contraste en los 3 planos del espacio (derecha). Aumento de tamaño, degeneración quística y realce heterogéneo de schwannoma del VIII par conocido tratado con radioterapia estereotáxica, ya que el paciente declinó el tratamiento quirúrgico. Evolucionó a cuadro de pérdida progresiva de audición, alteraciones del equilibrio y otalgia. Secuencias tras gadolinio donde se aprecia la captación heterogénea, fundamentalmente periférica.

LINFOMA

El linfoma primario es poco común en el sistema nervioso central [39]. Se puede observar en la fosa craneal posterior, incluyendo el APC [11]. En el estudio con RM no presentan características específicas pudiéndose confundir con otros tumores del APC. Sin embargo, el efecto de masa y el edema suelen estar presentes. Estos hallazgos asociados en el contexto de un paciente inmunocomprometido deben hacernos sospechar linfoma [11] (Figura 13a).

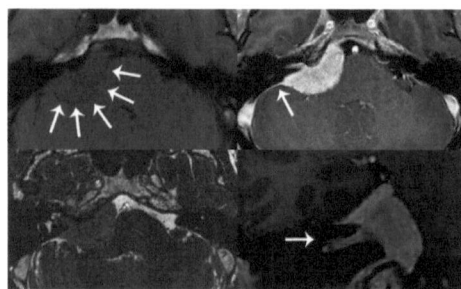

Figura 12. T1WI y 3D FIESTA (izquierda) y T1WI tras contraste endovenoso en los planos axial y coronal. Masa extraaxial que ocupa el APC derecho extendiéndose al conducto auditivo interno. Realce precoz y homogéneo, con cola dural. Meningioma.

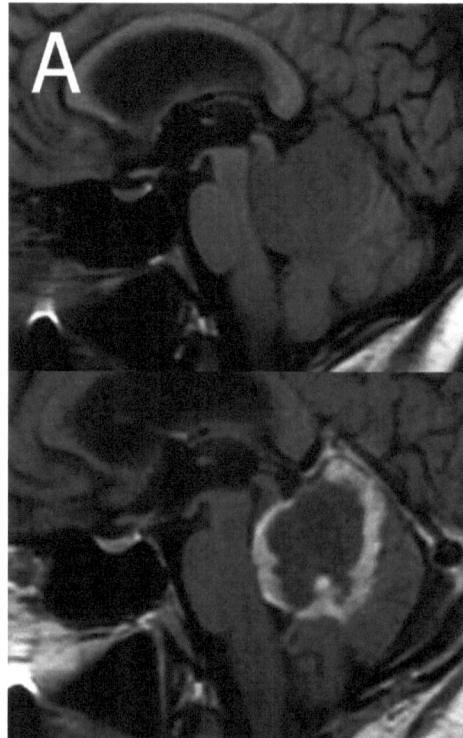

Figura 13s. T1WI sin y con gadolinio. Plano sagital. Masa con captación anular de contraste, centrada en fosa posterior y que distorsiona ligeramente el dorso del puente. Paciente VIH con cuadro brusco de inestabilidad, cefalea y desviación en la marcha. Linfoma cerebral primario.

METÁSTASIS

Las metástasis siempre deben entrar en el diagnóstico diferencial de tumoraciones ocupantes de espacio en el sistema nervioso central, principalmente cuando se observan varias. Son numerosos los artículos que hacen referencia a metástasis localizadas en el APC [11, 15, 37, 40, 41] (Figura 13b).

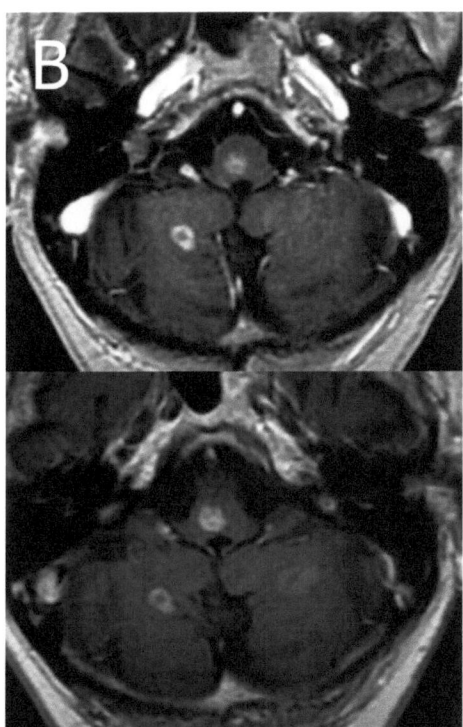

Figura 13b. T1WI con contraste endovenoso Cuadro evolutivo de inestabilidad en la marcha. Metástasis cerebrales en paciente con carcinoma microcítico de pulmón.

HEMANGIOBLASTOMA

Suponen aproximadamente el 1 al 2% de los tumores intracraneal y el 7 al 8% de los tumores de la fosa posterior [42]. El 75% son esporádicos y el 25% aparece en la enfermedad de Von Hippel-Lindau [14]. Se localizan más frecuentemente en el cerebelo, seguido de la médula espinal y del troncoencéfalo. Generalmente se manifiestan con cefaleas y náuseas, secundarias al aumento de la presión intracraneal, o con ataxia cerebelosa, siendo las alteraciones auditivas un síntoma poco frecuente [42]. Se suele apreciar una gran masa quística, homogénea, bien delimitada, con un pequeño nódulo mural hipervascular, aunque también puede aparecer como una masa sólida sin componente quístico. El nódulo es hipointenso en T1WI e hiperintenso en T2WI, con intenso realce tras la administración de contraste. Debido a su hipervascularización es posible apreciar vacíos de flujo en la periferia de la masa. Cuando están presentes los quistes suelen tener bordes bien definidos, homogéneos y con una intensidad de señal similar al LCR. Normalmente no presentan el edema o éste es mínimo [11].

ESCLEROSIS TUBEROSA

La esclerosis tuberosa es un síndrome multisistémico congénito. La mutación en los genes supresores de tumores de la esclerosis tuberosa produce una diferenciación y proliferación celular anormal lo que condiciona la aparición de hamartomas corticales o subcorticales, nódulos subependimarios y astrocitomas de células gigantes en el sistema nervioso central [14, 43]. Las manifestaciones clínicas neurológicas incluyen la epilepsia y deterioro cognitivo [43].

MELANOMA LEPTOMENÍNGEO

Los melanocitos están presentes en las leptomeninges intracraneales. Pueden dar lugar a tumores benignos (melanocitoma meníngeo) o malignos (melanoma maligno). Sin embargo, los melanomas malignos metastásicos son mucho más frecuentes que los tumores primarios melanocíticos [11]. Se han publicado casos esporádicos a nivel del APC [44, 45]. Puede ser confundido con otras tumoraciones melanocíticas, como el schwannoma melanocítico o el meningioma melanocítico [46].

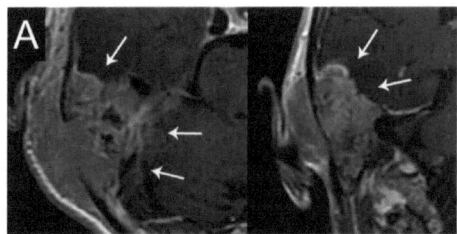

Figura 14a. T1WI + C. Planos axial y coronal. Realce heterogéneo. Se extiende infiltrando conductos semicirculares posterior y lateral, la caja timpánica, y conformando masa extraaxial. Melanoma leptomeníngeo.

En la RM se aprecia una intensidad de señal que varía en proporción a la cantidad de melanina. Por lo tanto, los tumores melanocíticos son isointensos o hiperintensos respecto al tejido adyacente normal del cerebro en secuencias potenciadas en T1 e hipo o isointensos en T2WI. Realzan tras la administración de contraste [11] (Figura 14a).

LIPOMA
Son malformaciones congénitas infrecuentes que surgen de la diferenciación anormal de la meninge primitiva [11]. A menudo son asintomáticos [47]. Es característica la alta intensidad de señal en T1 de manera homogénea, y la ausencia de señal en secuencias de supresión grasa. No realza tras la administración de contraste [11].

GLIOMA TRONCOENCEFÁLICO
Los gliomas del troncoencéfalo pueden manifestarse como una expansión asimétrica ocupando el APC, pudiendo confundirse con un neuroma vestibular. En la RM se aprecian como masas exofíticas hipointensas en T1 e hiperintensas en T2, con edema adyacente [11] (Figura 14b).

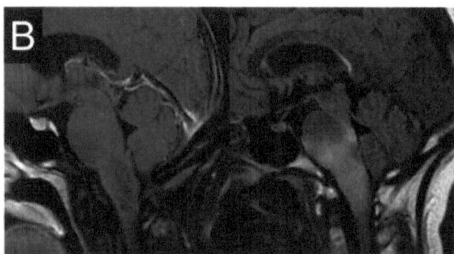

Figura 14b. Secuencias potenciadas en T1 con gadolinio, y T2 FLAIR en el plano sagital. Efecto de masa en bulbo y tercio inferior de la protuberancia con edema difuso traducido por hiperseñal, y sin realce tras contraste. Glioma troncoencefálico.

OTROS TUMORES
Más extraña es la ocupación e invasión secundaria del ángulo pontocerebeloso por tumores extracraneales, como en el caso que presentamos de carcinoma epidermoide auricular (Figura 14c).
En nuestra revisión también encontramos un caso asociado a enfermedad de Von Hippel-Lindau (EVHL) de adenocarcinoma papilar del saco endolinfático (TSEL). Los TSEL son tumores de crecimiento lento, pero localmente invasivos del hueso temporal de presentación aislada o en asociación a EVHL en un 15% de los casos. Clínicamente debutan con un síndrome de Ménière derivado de la compresión sobre el conducto endolinfático o con pérdida de audición, que suele ser brusca e irreversible. En imagen RM pueden presentar intensidad de señal alta o heterogénea por la presencia de productos hemáticos o proteicos [11] (Figura 15).

PATOLOGÍA MALFORMATIVA E INFLAMATORIA
ABSCESO
Es raro que una tumoración ocupante de espacio a nivel del APC sea un absceso, pero existen varios casos registrados en la literatura [48-50]. Otras tumoraciones inflamatorias que pueden invadir el APC son la aracnoiditis y los tuberculomas que se extienden desde la protuberancia. Los abscesos crónicos también se pueden situar en el APC y son difíciles de distinguir de otros tumores en la misma ubicación [48, 50]. Normalmente se aprecia una masa mal definida mixta, hipo o hiperintensa en secuencias potenciadas en T1 e hiperintensa en T2WI, con un patrón de realce anular muy típico, aunque inespecífico [14].

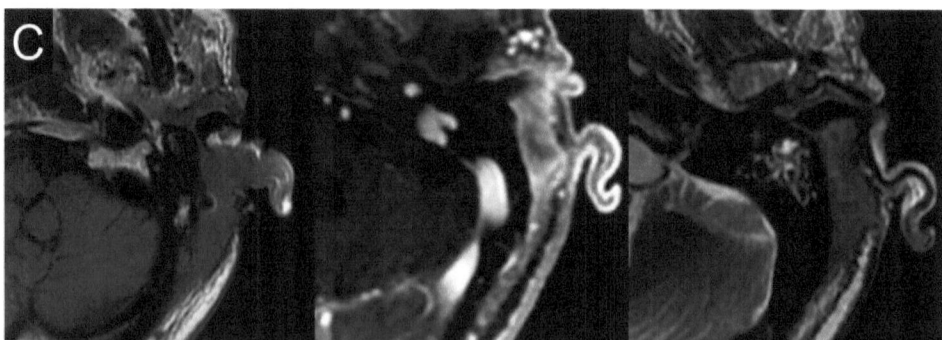

Figura 14c. Secuencias potenciadas en T1 sin y con gadolinio, y T2 en el plano axial. Carcinoma epidermoide auricular, con extensión a conducto auditivo externo, que asocia inestabilidad. Cúmulos de secreciones a nivel mastoideo.

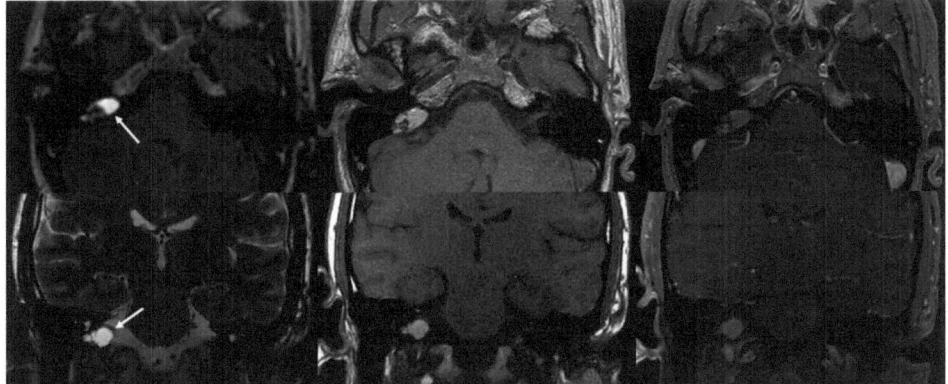

Figura 15. Tumor del saco endolinfático. Arriba cortes axiales; T2FLAIRWI, T1WI y T1WI + C. Abajo cortes coronales T2WI, T1WI y T1WI + C. Vértigo rotatorio y sordera unilateral. Masa heterogénea con predominio de hiperseñal en todas las secuencias de pulso, por presencia de proteínas debidas a productos de degradación de la hemoglobina debido a sangrados evolutivos. No realce significativo.

MALFORMACIÓN DE ARNOLD-CHIARI

En raras ocasiones una malformación de Arnold-Chiari causa clínica de hipoacusia o vértigo; algunos autores creen que es debido al efecto de «estiramiento» del VIII PC [8, 51]. Las imágenes de RM sagitales muestran con claridad las amígdalas cerebelosas descendidas [14, 51].

SÍNDROME DE SJÖGREN

Es una enfermedad autoinmune que puede ser primaria o secundaria a otras enfermedades del tejido conectivo. Se caracteriza por la infiltración linfocítica y la destrucción de las glándulas salivales y lacrimales que conducen a la xerostomía y xeroftalmía, puede tener manifestaciones extraglandulares [52]. La prevalencia de la afectación del sistema nervioso central y las alteraciones en RM en el síndrome de Sjögren primario son controvertidas [53]. Las manifestaciones más graves recuerdan a la esclerosis múltiple (EM), aunque normalmente los hallazgos de la RM sugieren discretos daños del tejido cerebral, apreciando pequeñas tumoraciones en la sustancia blanca, que son inespecíficas pues pueden confundirse con tumoraciones asociadas a la edad o factores de riesgo cerebrovascular, como la hipertensión. Son especialmente útiles las secuencias potenciadas en T2FSE y en T2FLAIR [54].

MENINGITIS

La meningitis bacteriana es una causa de pérdida profunda de la audición bilateral hasta en un 4% de los afectados. Probablemente es el resultado de la propagación de la infección al oído interno a través del acueducto coclear y se produce en una fase precoz de la meningitis. La laberintitis consiguiente se cree que es la responsable de la pérdida auditiva neurosensorial [55].

Los hallazgos de imagen son inespecíficos, pudiendo apreciar un exudado isointenso en T1WI e hiperintenso en T2WI, presentando realce tras la administración de contraste [14] (Figura 16).

NEUROSARCOIDOSIS

Puede manifestarse de varias formas: meníngea, parenquimatosa o ventricular [56].

El tipo meníngeo puede aparecer en un patrón difuso similar a una placa o, más focalmente, como una discreta masa, pudiendo incluso simular un meningioma del APC [57]. En nuestro ejemplo se manifestó como múltiples lesiones en cerebelo y tronco encéfalo hiperintensas en T2, apreciando realce leptomeníngeo tras la administración de contraste (Figura 17).

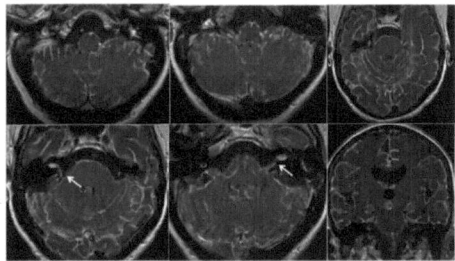

Figura 16. Meningitis bacteriana. Secuencia potenciada en T1 tras gadolinio. Captación meníngea y de ambos CAIs.

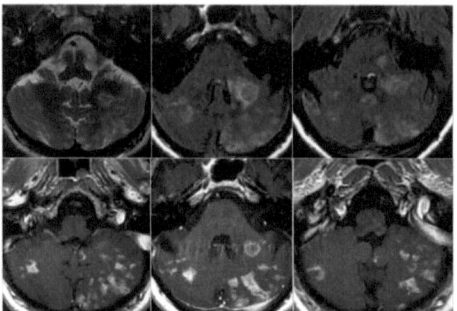

Figura 17. Imágenes superiores potenciadas en T2 y T2FLAIR, e inferiores T1WI tras contraste. Neurosarcoidosis. Paciente con sarcoidosis sistémica, que presenta cuadro vertiginoso mal definido, con mareo e inestabilidad. Zonas parcheadas de edema poco definidas y geográficas en espacio subaracnoideo y de aspecto más nodular en el pedúnculo cerebeloso medio izquierdo con realce serpinginoso tras contraste.

OTRAS ALTERACIONES

Existen casos recogidos de aplasia bilateral del canal semicircular posterior cuya clínica principal fue la presencia de vértigo posicional paroxístico atípico [58].

CONCLUSIONES

El estudio protocolario por RM en la hipoacusia y síndrome vertiginoso constituye uno de los motivos de consulta radiológica más frecuentes. Si bien los hallazgos patológicos son poco usuales y en muchos casos con poca implicación en el tratamiento sintomático, en un porcentaje significativo la detección de ciertas entidades resulta clave en el manejo, para lo cual la RM continúa siendo una herramienta imprescindible.

BIBLIOGRAFÍA

1. Som PM, Curtin HD. Head and neck imaging. 3rd ed. St. Louis: Mosby; 1996.

2. Sirikci A, Bayazit Y, Ozer E, Ozkur A, Adaletli I, Cuce MA, et al. Magnetic resonance imaging based classification of anatomic relationship between the cochleovestibular nerve and anterior inferior cerebellar artery in patients with non-specific neuro-otologic symptoms. Surg Radiol Anat. 2005;27(6):531-5.

3. Gultekin S, Celik H, Akpek S, Oner Y, Gumus T, Tokgoz N. Vascular loops at the cerebellopontine angle: is there a correlation with tinnitus? Am J Neuroradiol. 2008;29(9):1746-9.

4. Caldemeyer KS, Mathews VP, Azzarelli B, Smith RR. The jugular foramen: a review of anatomy, masses, and imaging characteristics. Radiographics. 1997;17(5):1123-39.

5. Filipovic B, Gjuric M, Hat J, Gluncic I. High mega jugular bulb presenting with facial nerve palsy and severe headache. Skull base 2010;20(6):465-8.

6. Presutti L, Laudadio P. Jugular bulb diverticula. J Otorhinolaryngol Relat Spec. 1991;53(1):57-60.

7. Stern J, Goldenberg M. Jugular bulb diverticula in medial petrous bone. Am J Roentgenol. 1980;134(5):959-61.

8. Weissman JL, Hirsch BE. Imaging of tinnitus: a review. Radiology. 2000;216(2):342-9.

9. Harnsberger HR. Head and neck imaging. Chicago: Year Book Medical Publishers; 1990. xvi, 547 pp.

10. Press GA, Hesselink JR. MR imaging of cerebellopontine angle and internal auditory canal lesions at 1.5 T. Am J Roentgenol. 1988;150(6):1371-81.

11. Bonneville F, Sarrazin JL, Marsot-Dupuch K, Iffenecker C, Cordoliani YS, Doyon D, et al. Unusual lesions of the cerebellopontine angle: a segmental approach. Radiographics. 2001;21(2):419-38.

12. Camacho DL, Smith JK, Grimme JD, Keyserling HF, Castillo M. Atypical MR imaging perfusion in developmental venous anomalies. Am J Neuroradiol. 2004;25(9):1549-52.

13. Santucci GM, Leach JL, Ying J, Leach SD, Tomsick TA. Brain parenchymal signal abnormalities associated with developmental venous anomalies: detailed MR imaging assessment. Am J Neuroradiol. 2008;29(7):1317-23.

14. Osborn AG. Expertddx. Brain and spine. 1st ed. Salt Lake City, Utah: Amirsys; 2009.

15. Yun TJ, Na DG, Kwon BJ, Rho HG, Park SH, Suh YL, et al. A T1 hyperintense perilesional signal aids in the differentiation of a cavernous angioma from other hemorrhagic masses. American J Neuroradiol. 2008;29(3):494-500.

16. Jinhu Y, Jianping D, Xin L, Yuanli Z. Dynamic enhancement features of cavernous sinus cavernous hemangiomas on conventional contrast-enhanced MR imaging. Am J Neuroradiol. 2008;29(3):577-81.

17. Kwon BJ, Han MH, Kang HS, Chang KH. MR imaging findings of intracranial dural arteriovenous fistulas: relations with venous drainage patterns. Am J Neuroradiol. 2005;26(10):2500-7.

18. Lee SK, Willinsky RA, Montanera W, terBrugge KG. MR imaging of dural arteriovenous fistulas draining into cerebellar cortical veins. Am J Neuroradiol. 2003;24(8):1602-6.

19. Lapayowker MS, Liebman EP, Ronis ML, Safer JN. Presentation of the internal carotid artery as a tumor of the middle ear. Radiology. 1971;98(2):293-7.

20. Saatci I, Cekirge HS, Ciceri EF, Mawad ME, Pamuk AG, Besim A. CT and MR imaging findings and their implications in the follow-up of patients with intracranial aneurysms treated with endosaccular occlusion with onyx. Am J Neuroradiol. 2003;24(4):567-78.

21. Tanaka A, Ueno Y, Nakayama Y, Takano K, Takebayashi S. Small chronic hemorrhages and ischemic lesions in association with spontaneous intracerebral hematomas. Stroke. 1999;30(8):1637-42.

22. Mas JL, Meder JF, Meary E, Bousser MG. Magnetic resonance imaging in lateral sinus hypoplasia and thrombosis. Stroke. 1990;21(9):1350-6.

23. Khan S, Cloud GC, Kerry S, Markus HS. Imaging of vertebral artery stenosis: a systematic review. J Neurol Neurosurg Psychiatry. 2007;78(11):1218-25.

24. Cho TH, Nighoghossian N, Tahon F, Nemoz C, Hermier M, Salkine F, et al. Brain stem diffusion-weighted imaging lesion score: a potential marker of outcome in acute basilar artery occlusion. Am J Neuroradiol. 2009;30(1):194-8.

25. Seitz RJ, Meisel S, Weller P, Junghans U, Wittsack HJ, Siebler M. Initial ischemic event: perfusion-weighted MR imaging and apparent diffusion coefficient for stroke evolution. Radiology. 2005;237(3):1020-8.

26. Kleihues P, Burger PC, Scheithauer BW. The new WHO classification of brain tumours. Brain Pathol. 1993;3(3):255-68.

27. Koral K, Kedzierski RM, Gimi B, Gomez A, Rollins NK. Subependymoma of the cerebellopontine angle and prepontine cistern in a 15-year-old adolescent boy. Am J Neuroradiol. 2008;29(1):190-1.

28. Koeller KK, Rushing EJ. From the archives of the AFIP: medulloblastoma: a comprehensive review with radiologic-pathologic correlation. Radiographics. 2003;23(6):1613-37.

29. Park SY, Kim JH, Kim KT, Kim YJ, Kim TH, Hwang K, et al. A case of medullomyoblastoma of cerebellopontine angle mimicking acoustic neuroma. Yonsei Med J. 2004;45(4):719-22.

30. Thurnher MM. 2007 World Health Organization classification of tumours of the central nervous system. Cancer imaging. 2009;9 Spec No A:S1-3.

31. Gelabert-Gonzalez M. Quistes aracnoideos intracraneales. Revista de neurologia. 2004;39(12):1161-6.

32. Martinez-Lage JF, Ramos J, Puche A, Poza M. Extradural dermoid tumours of the posterior fossa. Arch Dis Child. 1997;77(5):427-30.

33. Oliver B TP, Quer M, Colomo L. Granulomas de colesterol de punta de peñasco. A propósito de dos casos. Neurocirugia. 1999;10(04):313-23.

34. Castillo Lario MC LDR, Pina Leita I. Radiological diagnosis of cholesterol granulomas at the petrous apex. Acta Otorrinolaringol Esp. 2007 58(6):280.

35. Kallmes DF, Provenzale JM, Cloft HJ, McClendon RE. Typical and atypical MR imaging features of intracranial epidermoid tumors. Am J Roentgenol. 1997;169(3):883-7.

36. Shihada R, Brodsky A, Luntz M. Giant cholesteatoma of the temporal bone. Isr Med Assoc J. 2006;8(10):718-9.

37. Fortnum H, O'Neill C, Taylor R, Lenthall R, Nikolopoulos T, Lightfoot G, et al. The role of magnetic resonance imaging in the identification of suspected acoustic neuroma: a systematic review of clinical and cost effectiveness and natural history. Health Technol Assess. 2009;13(18):iii-iv, ix-xi, 1-154.

38. Tsukamoto H, Hikita T, Takaki T. Cerebellopontine angle meningioma associated with cranial accessory nerve neurinoma–case report. Neurol Med Chir. 1994;34(4):225-9.

39. Wang YT, Su HH, Hou Y, Chu ST, Lai PH, Tseng HH, et al. Diffuse large B-cell lymphoma of the cerebellopontine angle in a patient with sudden hearing loss and facial palsy. J Chin Med Assoc. 2007;70(7):294-7.

40. Godhamgaonkar V, Domjan J. "Why have I got a 'dead ear', doctor"? Br J Radiol. 2009;82(982):877-9.

41. Hamid B, Harris C, Spiess J. Metastatic adenocarcinoma in the cerebellopontine angle mimicking facial nerve Schwannoma. Am J Clin Oncol. 2007;30(5):566-7.

42. Amano T, Tokunaga S, Shono T, Mizoguchi M, Matsumoto K, Yoshida F, et al. Cerebellar hemangioblastoma manifesting as hearing disturbance. Neurol Med Chir. 2009;49(9):418-20.

43. Kalantari BN, Salamon N. Neuroimaging of tuberous sclerosis: spectrum of pathologic findings and frontiers in imaging. Am J Roentgenol. 2008;190(5):W304-9.

44. Gupta A, Ahmad FU, Sharma MC, Garg A, Mehta VS. Cerebellopontine angle meningeal melanocytoma: a rare tumor in an uncommon location. Case report. J Neurosurg. 2007;106(6):1094-7.

45. Hamasaki O, Nakahara T, Sakamoto S, Kutsuna M, Sakoda K. Intracranial meningeal melanocytoma. Neurol Med Chir. 2002;42(11):504-9.

46. Gonzalez-Tortosa J, Ferri-Niguez B, Ros de San Pedro J. Cerebellopontine angle meningeal melanocytoma: a benign tumor?. Neurocirugia (Astur). 2009;20(4):372-9; discussion 379-80.

47. Karadeli E, Ulu E. Inner ear lipoma. Diagn Interv Radiol. 2010;16(1):24-6.

48. Srinivasan V, Anandacoomaraswamy KS, Atlas MD. Sterile abscess mimicking recurrent tumour in the cerebellopontine angle. J Laryngol Otol. 2002;116(5):379-81.

49. Bekar A, Kocaeli H, Yilmaz E, Dogan S. Trigeminal neuralgia caused by a pontine abscess: case report. Neurosurgery. 2004;55(6):1434.

50. Tolosa E. Abscesses of the cerebellopontine angle. J Neurosurg. 1961;18:113-4.

51. Weissman JL. Hearing loss. Radiology. 1996;199(3):593-611.

52. Garcia-Carrasco M, Ramos-Casals M, Rosas J, Pallares L, Calvo-Alen J, Cervera R, et al. Primary Sjogren syndrome: clinical and immunologic disease patterns in a cohort of 400 patients. Medicine. 2002;81(4):270-80.

53. Sanahuja J, Ordonez-Palau S, Begue R, Brieva L, Boquet D. Primary Sjogren Syndrome with tumefactive central nervous system involvement. Am J Neuroradiol. 2008;29(10):1878-9.

54. Morgen K, McFarland HF, Pillemer SR. Central nervous system disease in primary Sjogrens syndrome: the role of magnetic resonance imaging. Semin Arthritis Rheum. 2004;34(3):623-30.

55. Beijen J, Casselman J, Joosten F, Stover T, Aschendorff A, Zarowski A, et al. Magnetic resonance imaging in patients with meningitis induced hearing loss. Eur Arch Otorhinolaryngol. 2009;266(8):1229-36.

56. Lexa FJ, Grossman RI. MR of sarcoidosis in the head and spine: spectrum of manifestations and radiographic response to steroid therapy. Am J Neuroradiol. 1994;15(5):973-82.

57. Lipper MH, Goldstein JM. Neurosarcoidosis mimicking a cerebellopontine angle meningioma. AJR Am J Roentgenol. 1998;171(1):275-6.

58. Walther LE, Nath V, Krombach GA, Di Martino E. Bilateral posterior semicircular canal aplasia and atypical paroxysmal positional vertigo: a case report. Acta Otorhinolaryngol Ital. 2008;28(2):79-82.

eISSN 2444-7986
DOI: https://doi.org/10.14201/orl201781.14880

Artículo de revisión

EVIDENCIA Y RECOMENDACIÓN. ¿LA NEUROMONITORIZACIÓN INTERMITENTE ES ÚTIL PARA LA REDUCCIÓN DE PARÁLISIS DE NERVIO LARÍNGEO RECURRENTE EN CIRUGÍA DE TIROIDES?

Evidence and recommendation. Intermitent neuromonitoring in thyroid surgery is usefulness for reduction of recurrent nerve palsy?

José Luis PARDAL-REFOYO

SACYL. Complejo Asistencial de Zamora. Servicio de Otorrinolaringología. Zamora. España.

Correspondencia: jlpardal@usal.es

Fecha de recepción: 18 de julio de 2016
Fecha de aceptación: 1 de septiembre de 2016
Fecha de publicación: 4 de septiembre de 2016
Fecha de publicación del fascículo: 1 de marzo de 2017

RESUMEN

Introducción y objetivo: Pregunta clínica. En un paciente con patología de tiroides [paciente], sometido a tiroidectomía [intervención], la utilización de neuromonitorización (NM) frente a la sola identificación visual del nervio laríngeo recurrente (NLR) [comparación], ¿ofrece ventajas? [resultado]. Material y método: Revisión bibliográfica en las bases de datos PubMed, Scopus y Cochrane Library con los descriptores y estrategia de búsqueda: ((((((laryngeal) OR larynx)) AND nerve) AND monitoring) AND thyroidectomy)) AND meta-analysis. Se obtuvieron 10 artículos en idioma inglés o español de los que se seleccionaron 7 para el estudio cualitativo. Resultados: Nivel de evidencia. La evidencia sobre la menor incidencia de parálisis unilateral transitoria en pacientes con NM es moderada-alta. La evidencia sobre la menor incidencia de parálisis unilateral permanente de NLR con NM es baja. La evidencia sobre la menor incidencia de parálisis bilateral de NLR con NM es baja. Conclusiones: Recomendación. Respecto a la reducción de la parálisis transitoria del NLR la recomendación de la utilización de la neuromonitorización en cirugía de tiroides es fuerte a favor. Respecto a la parálisis permanente la recomendación es débil a favor (no hay recomendación en contra). Respecto a la prevención de la parálisis laríngea bilateral la recomendación es débil a favor. La decisión de utilizar NM no puede basarse exclusivamente en la incidencia de parálisis de NLR.

PALABRAS CLAVE   tiroidectomía; nervio laríngeo recurrente; neuromonitorización

SUMMARY

Introduction and objective: Clinical Question. In a patient with thyroid disease [patient], submitted to thyroidectomy [intervention], the use of neuromonitoring against the single visual identification of recurrent laryngeal nerve (RLN) [comparison], offers advantages? [result]. Material and Methods: Literature review in PubMed, Scopus and Cochrane Library data descriptors and search strategy: ((((((((laryngeal) OR larynx)) AND nerve) AND monitoring) AND thyroidectomy)) AND meta-analysis. 10 items in English or Spanish of which 7 were selected for the qualitative study were obtained. Results: Level of evidence. Evidence for the lower incidence of transient unilateral paralysis in patients with neuromonitoring is moderate-high. Evidence on the lower incidence of permanent unilateral paralysis of RLN with NM is low. Evidence on the lower incidence of bilateral paralysis of RLN with neuromonitoring is low. Conclusions: Recommendation. Concerning the reduction of transient paralysis of the RLN the recommendation of the use of neuromonitoring in thyroid surgery is strongly in favor. Regarding permanent paralysis recommendation is weak in favor (no recommendation against). Regarding prevention of bilateral laryngeal paralysis recommendation for weak. The decision to use NM cannot be based on the incidence of RLN paralysis.

KEYWORDS   thyroidectomy; recurrent laryngeal nerve; neuromonitoring

SITUACIÓN DEL TEMA

La aplicación de la neuromonitorización (NM) a la cirugía de tiroides fue descrita por Riddell [1] que basaba la preservación de la función del nervio laríngeo recurrente (NLR) en su identificación visual, en la comprobación funcional tras finalizar la intervención mediante estímulo eléctrico y en evaluar la motilidad laríngea mediante laringoscopia de rutina pre y postoperatoria. Estos principios se mantienen actualmente.

El estímulo puede ser intermitente (el más empleado) o continuo (con electrodo fijo en el nervio vago); ambas técnicas son compatibles y pueden realizarse simultáneamente.

Los electrodos de registro pueden ser de superficie adheridos al tubo endotraqueal (TET) en contacto con las cuerdas vocales o de aguja insertados en los músculos tiroaritenoideos a través de la membrana cricotiroidea (transligamentario o translaríngeo —TL—).

Tres son las preguntas más debatidas en la literatura sobre la NM en la cirugía de tiroides: su capacidad para ayudar a identificar el NLR, su precisión para establecer el estado funcional del nervio al concluir la cirugía y su utilidad en la reducción de parálisis de NLR. La respuesta a cada una de ellas debe hacerse investigando por separado.

En una revisión realizada sobre publicaciones del periodo 2002-2013 que indicaban la precisión de la neuromonitorización en cirugía de tiroides se observó una gran variabilidad entre los investigadores respecto a los datos de sensibilidad, especificidad, valor predictivo positivo y valor predictivo negativo [2], siendo difícil de comparar unos con otros debido a la inclusión de patologías y técnicas quirúrgicas diversas, a la aplicación de diversas técnicas de neuromonitorización, a la variabilidad en el momento de realizar la laringoscopia, a la inclusión de tipo de parálisis transitorias y permanentes a veces no bien especificadas, al existir diversos tipos de diseño de estudio y al año de publicación que implica técnicas y tecnologías diferentes difícilmente comparables. No obstante, la precisión de la NM como prueba para establecer el estado funcional del NLR es alta.

La precisión de la prueba se ve afectada por el tipo de registro (tipo de electrodo —TET o TL—, palpación —twitch—), el punto de aplicación del electrodo de estimulación (sobre el nervio directamente o en su cercanía), el tipo de estímulo aplicado (intermitente o continuo), el nervio estimulado y registro (NLR —registro R— o nervio vago —registro V—) y la secuencia de registros (en dos pasos —V1 inicial y V2 final— o en cuatro pasos —V1, R1, R2, V2—) [2].

A estos condicionantes pueden añadirse otros muchos que pueden influir en la obtención del registro como es la experiencia del cirujano en la utilización de la NM e interpretación de la señal.

Hay dos situaciones importantes en la interpretación de la señal: la situación falso negativo —infrecuente pero peligrosa dado que significa la presentación de parálisis de NLR con una señal previa normal— y la situación, más frecuente, de falso positivo —de menor riesgo para el paciente, pero de conflicto para el cirujano ya que puede condicionar la técnica debido a la ausencia o pérdida de señal—. La ausencia o pérdida de la señal pueden ser debidas a una técnica incorrecta —programación de parámetros—, a malposición de los electrodos de registro o que haya sangre o sustancias lubricantes que no permiten el contacto correcto de los electrodos de registro con la superficie de la cuerda vocal —en electrodos de superficie—, problemas en el cableado —

fallos de conexión—, a interferencias —estimulador transcutáneo, marcapasos, electrobisturí, enredo de cables— [2, 3].

Los argumentos en contra del uso de la NM en cirugía tiroidea que se proponen son, entre otros, que la incidencia de parálisis permanente no se reduce, que los falsos positivos interfieren en el desarrollo normal de la cirugía, que los falsos negativos suponen riesgo para el paciente, que la baja incidencia de parálisis bilateral no justifica el uso de la NM, el coste del equipo, la falta de consenso, la heterogeneidad en su uso y que la integridad anatómica no implica integridad funcional [3].

Los argumentos a favor de utilizar la NM son que ayuda en la localización del NLR especialmente en cirugía dificultosa (reintervención, infiltración) y durante la disección del NLR (trayectos, ramificaciones), ayuda en la localización de los cabos del NLR en caso de sección, informa sobre la funcionalidad del NLR al finalizar la cirugía, puede informar sobre el grado de lesión del NLR, puede reducir la incidencia de parálisis del NLR, ayuda a tomar decisiones durante la cirugía en caso de pérdida de señal o parálisis contralateral por lo que puede aumentar la seguridad del paciente, aumenta la confianza del cirujano durante la cirugía, tiene utilidad durante la docencia facilitando el aprendizaje continuo y puede tener utilidad medicolegal [2].

La auténtica utilidad de la NM está en que informa sobre el estado funcional del NLR al finalizar la cirugía orientando sobre una posible parálisis que habrá que confirmar mediante laringoscopia (validez) [2]. La tasa de parálisis es una consecuencia de la cirugía que depende de variables no relacionadas con la neuromonitorización y puede ayudar en la prevención de la parálisis bilateral [1, 2].

Este artículo tiene como objetivo evaluar la utilidad de la neuromonitorización basada en la revisión bibliográfica y el nivel de evidencia. En la metodología se siguen las directrices para este tipo de artículos [4].

PREGUNTA CLÍNICA (PICO)

En un paciente con patología de tiroides [paciente], sometido a tiroidectomía [intervención], la utilización de neuromonitorización frente a la sola identificación visual del nervio laríngeo recurrente [comparación], ¿ofrece ventajas? [resultado].

BÚSQUEDA BIBLIOGRÁFICA

Se realizó una búsqueda bibliográfica en las bases de datos PubMed (http://www.ncbi.nlm.nih.gov/pubmed/advanced), Cochrane Library (http://onlinelibrary.wiley.com/cochranelibrary/search/) y Scopus (https://www.scopus.com) de los ensayos clínicos y metanálisis en idioma español e inglés a fecha 1 de mayo de 2016 que evalúan la utilización de neuromonitorización en tiroidectomía realizada mediante técnica abierta convencional frente a la sola identificación visual. Los descriptores y estrategias de búsqueda se resumen en la figura 1.

Se seleccionaron 10 metanálisis en la primera revisión, de los que se excluyeron tres artículos (uno porque trataba sobre cirugía robótica, otro porque era una carta al director y otro escrito en chino).

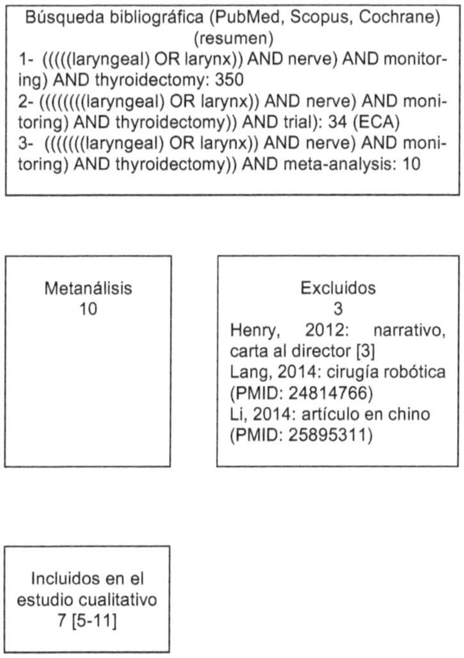

Búsqueda bibliográfica (PubMed, Scopus, Cochrane) (resumen)
1- (((((laryngeal) OR larynx)) AND nerve) AND monitoring) AND thyroidectomy: 350
2- ((((((((laryngeal) OR larynx)) AND nerve) AND monitoring) AND thyroidectomy)) AND trial): 34 (ECA)
3- ((((((((laryngeal) OR larynx)) AND nerve) AND monitoring) AND thyroidectomy)) AND meta-analysis: 10

Metanálisis
10

Excluidos
3
Henry, 2012: narrativo, carta al director [3]
Lang, 2014: cirugía robótica (PMID: 24814766)
Li, 2014: artículo en chino (PMID: 25895311)

Incluidos en el estudio cualitativo
7 [5-11]

Figura 1. ¿La neuromonitorización intermitente es útil para la reducción de parálisis de nervio laríngeo recurrente en cirugía de tiroides? Diagrama con la estrategia de búsqueda.

En la tabla 1 se resumen las características más importantes de los estudios seleccionados.

En los metanálisis seleccionados se evalúan los parámetros: coste, parálisis laríngea bilateral en tiroidectomía total, parálisis laríngea unilateral transitoria, parálisis laríngea unilateral permanente e identificación del NLR en tiroidectomía realizada con o sin NM.

La NM ofrece ventajas en la menor incidencia de parálisis laríngea respecto a la identificación visual sola aunque no consiga significación estadística (o al menos no se ha demostrado desventaja).

Por otro lado, los resultados se basan en estudios observacionales no aleatorios por lo que se requieren ensayos multicéntricos aleatorizados.

.

Tabla 1. ¿La neuromonitorización intermitente es útil para la reducción de parálisis de nervio laríngeo recurrente en cirugía de tiroides? Tabla-resumen de los resultados de la búsqueda bibliográfica.

Autor, año	Tipo de estudio (muestra)	Resultado principal	Comentarios (limitaciones)
Sanabria, 2015	Metanálisis.	No diferencia significativas en la incidencia de parálisis de NLR sin NM (1%)y con neuromonitorización (1,6%).	Estudio de costes. La cirugía sin neuromonitorización es menos cara. La NM de rutina en la tiroidectomía total con bajo riesgo de lesión del NLR no es útil ni rentable en el sistema de salud de Colombia.
Pardal, 2015	Metanálisis. Incluye estudios observacionales. Parálisis bilateral de NLR en tiroidectomía total. 40 artículos. 54 series de casos (sin NM, 25; con NM, 29) 30922 pacientes.	La prevalencia de parálisis de NLR en las series con NM son más bajas (2.43‰, [1.55 a 3.5‰] frente a 5.18‰ [2.53 a 8.7‰]) que equivale a una reducción del riesgo del 2.75‰ con un número de casos a tratar de 364, 13. el grupo con NM es más homogéneo que sin NM (I2= 7,52% frente I2=79,32%).	Solo parálisis NLR bilateral. El riesgo de parálisis laríngea bilateral es menor en los estudios con NM. Las diferencias observadas son muy imprecisas dado que el número de parálisis larínga bilateral observadas es muy bajo.
Rulli, 2014	Metanálisis. 8 artículos. 5257 NLR.	Menor tasa de parálisis transitorias en las series con NM.	
Pisanu, 2014	Metanálisis. 20 estudios. Incluye estudios observacionales. 23512 pacientes. 35513 NLR.	La incidencia de parálisis con NM fue 3.47% y en el grupo sin NM de 3.67%.	No hay diferencias significativas en la tasa de parálisis transitoria o permanente con o sin uso de NM.
Zheng, 2013	Metanálisis. 5 ECA y 12 ensayos comparativos. 36487 NLR.	Parálisis de NLR 3.37% con NM frente a 3.76% sin NM.	No hay diferencias significativas en la presentación de parálisis.
Sanabria, 2013	Metanálisis. 6 estudios. 1.602 pacientes. 3.064 NLR.	Reducción significativa en la tasa de parálisis temporal de NLR en el grupo con NM. No reducción de la tasa de parálisis definitiva.	Calidad metodológica de los estudios baja o muy baja.
Higgins, 2011	Metanálisis. 1 ECA, 7 ensayos comparativos y 34 series de casos	Incidencia de parálisis con NM fue del 3,52% y sin NM del 3,12%.	No hay diferencias significativas en la tasa de parálisis de NLR entre los grupos con o sin NM.

NLR: nervio laríngeo recurrente; NM: neuromonitorización intraoperatoria

RESUMEN DE EVIDENCIA (GRADE)

La evidencia sobre la menor incidencia de parálisis unilateral transitoria en pacientes con neuromonitorización es moderada-alta.

La evidencia sobre la menor incidencia de parálisis unilateral permanente de NLR con NM es baja.

La evidencia sobre la menor incidencia de parálisis bilateral de NLR con neuromonitorización es baja.

RECOMENDACIONES (GRADE)

Respecto a la reducción de la parálisis transitoria del NLR la recomendación de la utilización de la neuromonitorización en cirugía de tiroides es fuerte a favor.

Respecto a la parálisis permanente la recomendación es débil a favor (no hay recomendación en contra).

Respecto a la prevención de la parálisis laríngea bilateral la recomendación es débil a favor.

La decisión de utilizar NM no puede basarse exclusivamente en la incidencia de parálisis de NLR.

BIBLIOGRAFÍA

1. Riddell V. Thyroidectomy: prevention of bilateral recurrent nerve palsy. Results of identification of the nerve over 23 consecutive years (1946-69) with a description of an additional safety measure. Br J Surg. 1970;57(1):1-11.

2. Pardal-Refoyo JL, Ochoa-Sangrador C, Cuello-Azcárate JJ, Martín-Almendra MA. Rev Soc Otorrinolaringol Castilla Leon Cantab La Rioja. Precisión de la neuromonitorización en cirugía tiroidea. 2013;4(23):175-93. Disponible en: http://hdl.handle.net/10366/124525. [Citado el 9 de julio de 2016].

3. Henry LR, Abad JD, Stojadinovic A. The voice, not the nerve, is the functionally relevant endpoint. J Surg Oncol. 2012;106(8):1005-6.

4. Ochoa-Sangrador C. Evidencia y recomendación. Rev. ORL. 2016;7(2):67-71. Disponible en: http://dx.doi.org/10.14201/orl201672.14019. [Citado 9 de julio de 2016].

5. Sanabria Á, Ramírez A. Economic analysis of routine neuromonitoring of recurrent laryngeal nerve in total thyroidectomy. Biomedica. 2015;35(3):363-71.

6. Pardal-Refoyo JL, Ochoa-Sangrador C. Bilateral recurrent laryngeal nerve injury in total thyroidectomy with or without intraoperative neuromonitoring.S ystematic review and meta-analysis. Acta Otorrinolaringol Esp. 2016;67(2):66-74.

7. Rulli F, Ambrogi V, Dionigi G, Amirhassankhani S, Mineo TC, Ottaviani F, et al. Meta-analysis of recurrent laryngeal nerve injury inthyroid surgery with or without intraoperative nerve monitoring. Acta Otorhinolaryngol Ital. 2014;34(4):223-9.

8. Pisanu A, Porceddu G, Podda M, Cois A, Uccheddu A. Systematic review with meta-analysis of studies comparing intraoperative neuromonitoring of recurrent laryngeal nerves versus visualization alone during thyroidectomy. J Surg Res. 2014;188(1):152-61

9. Zheng S, Xu Z, Wei Y, Zeng M, He J. Effect of intraoperative neuromonitoringon recurrent laryngeal nerve palsy rates after thyroid surgery--a meta-analysis. J Formos Med Assoc. 2013;112(8):463-72.

10. Sanabria A, Ramírez A, Kowalski LP, Silver CE, Shaha AR, Owen RP, et al. Neuromonitoring in thyroidectomy: a meta-analysis of effectiveness from randomized controlled trials. Eur Arch Otorhinolaryngol. 2013;270(8):2175-89.

11. Higgins TS, Gupta R, Ketcham AS, Sataloff RT, Wadsworth JT, Sinacori JT. Recurrent laryngeal nerve monitoring versus identification alone onpost-thyroidectomy true vocal fold palsy: a meta-analysis. Laryngoscope. 2011;121(5):1009-17.

eISSN 2444-7986
DOI: https://doi.org/10.14201/orl201674.14699

Caso clínico

IMPLANTE COCLEAR EN ENFERMEDAD DE MÉNIÈRE BILATERAL. DESCRIPCIÓN DE UN CASO

Cochlear implantation in bilateral Ménière's disease. A case report

Ainhoa MORENO-BRAVO[1]; Hortensia SÁNCHEZ-GÓMEZ[2]; Gabriel Alejandro AGUILERA-AGUILERA[2]; Myriam GONZÁLEZ-SÁNCHEZ[3]; Santiago SANTA CRUZ-RUIZ[2]; Ángel BATUECAS-CALETRÍO[2]

[1]*Complejo Hospitalario de Mérida. Servicio de Otorrinolaringología y Patología Cérvico-facial. Mérida. España.* [2]*Complejo Asistencial Universitario de Salamanca. Servicio de Otorrinolaringología y Patología Cérvico-facial. Salamanca. España.* [3]*Hospital Virgen de la Concha. Servicio de Otorrinolaringología y Patología Cérvico-facial. Zamora. España.*

Correspondencia: amb-huertas@hotmail.com

Fecha de recepción: 7 de junio de 2016
Fecha de aceptación: 13 de julio de 2016
Fecha de publicación: 15 de julio de 2016
Fecha de publicación del fascículo: 1 de marzo de 2017

RESUMEN

Introducción: La enfermedad de Ménière se caracteriza por síntomas cocleares y vestibulares. Puede ser unilateral o bilateral. Cuando la pérdida de audición asociada es severa-profunda de forma bilateral o unilateral pero con problemas de audición en el otro oído, dicha audición puede beneficiarse de un implante coclear. Si además, presenta crisis de vértigo y Tumarkin refractarias al tratamiento médico, se puede plantear la realización simultánea de una laberintectomía quirúrgica y colocación de un implante coclear. Descripción: Se describe el caso de un paciente con enfermedad de Ménière bilateral con hipoacusia neurosensorial profunda de oído derecho con fluctuaciones auditivas izquierdas que asocia crisis vertiginosas y de Tumarkin sin respuesta a corticoides orales e intratimpánicos ni a gentamicina intratimpánica. Se le realizó una laberintectomía quirúrgica con implante coclear en el mismo acto quirúrgico anticipándonos al probable deterioro auditivo contralateral. Posteriormente presenta buen rendimiento del implante y desaparición de las crisis del oído intervenido. Discusión: El objetivo del tratamiento es controlar las crisis preservando la función, pero en pacientes en los que las medidas conservadoras fallan, se han de considerar otras más destructivas como es la laberintectomía quirúrgica, que consigue altas tasas de control de las crisis, y el implante coclear, indicado para restaurar la audición en el oído afectado por enfermedad de Ménière. Si ambas se realizan en un mismo tiempo quirúrgico, se consigue reducir riesgos asociados con otros procedimientos quirúrgicos y anestésicos y evitar las modificaciones histológicas tras una laberintectomía que dificultarían la posterior colocación del implante coclear.

PALABRAS CLAVE   enfermedad de Ménière; hipoacusia bilateral; crisis de Tumarkin; implante coclear

SUMMARY

Introduction and objective: Ménière's disease (MD) is an episodic vestibular syndrome associated with sensorineural hearing loss and tinnitus. It may be unilateral or bilateral. Cochlear implantation (CI) could be considered in MD patients if a profound hearing loss is showed in both ears. As alternative, it should be valued if profound hearing loss affects only one ear but the contralateral is affected too. When a MD patient suffers from vertigo spells or otolitic crisis of Tumarkin appart from the profound hearing loss, a simultaneous surgical labyrinthectomy and CI procedure could be considered. Description: Bilateral MD patient with right profound hearing loss and left fluctuating moderate hearing loss. No response was observed after oral and intratympanic steroids and intratympatic gentamicin in the treatment of right ear. A cochlear implantation and classic labyrinthectomy were performed at the same time in the right ear. No new vertigo spells or otolitic crisis of Tumarkin appeared after three months of follow up. Discussion: The objective in the treatment of MD is to get the control of vertigo spells and a hearing preservation. When conservative treatment is not useful, the gold standard is the labyrinthectomy (gentamicin or classic labyrinthectomy). The surgical labyrinthectomy could be accompanied by cochlear implantation to restore hearing in this ear. To perform both surgical labyrinthectomy and cochlear implantation simultaneously should be considered in order to reduce anesthesic ricks and cochlear histological changes after labyrinthectomy.

KEYWORDS

Ménière´s disease; bilateral hearing loss; crisis of Tumarkin; cochlear implant

INTRODUCCIÓN

La comunicación efectiva es necesaria. Para un joven es uno de los aspectos de la vida más importantes, sin embargo, debido a la enfermedad de Ménière (EM), dicha comunicación se ve alterada influenciando en su vida diaria. Si a esto sumamos los síntomas derivados de las crisis de vértigo propias de la enfermedad, puede llegar a incapacitar y llevar a estados de depresión y ansiedad [1].

La EM tiene una incidencia de 4,3 a 15,3 casos por 100.000 habitantes al año [2-5] y su etiología es idiopática pero existe una clara asociación con el hídrops endolinfático, un aumento de la presión endolinfática en el laberinto membranoso del oído afecto [6].

La EM unilateral se caracteriza por síntomas cocleares y vestibulares como fluctuaciones de audición tipo neurosensorial en frecuencias graves, crisis de vértigo, acúfenos y plenitud ótica [7]. Menos frecuente es la variante bilateral cuyos síntomas incluyen los clásicos del unilateral y asocia desequilibrio, oscilopsia y pérdida audición bilateral pudiendo tener mayor impacto en la calidad de vida del paciente. La mayoría de los casos comienzan por la aparición de síntomas en un oído y secuencialmente evolucionan hacia la enfermedad bilateral. La frecuencia de conversión de unilateral a bilateral no está clara, varios estudios lo sitúan entre el 5% y 50% dependiendo de los criterios utilizados audiológicos y de la duración del seguimiento [8, 9]. Por lo general, el número de pacientes con EM que progresan a forma bilateral con hipoacusia neurosensorial (HNS) severa o profunda bilateral es relativamente pequeña, aproximadamente un 6% [8]. El periodo de conversión es otro punto de controversia,

algunos autores sostienen que los síntomas contralaterales aparecen entre 2 y 5 años desde la aparición inicial [10].No es frecuente predecir qué pacientes progresarán a una enfermedad bilateral a pesar de los resultados de múltiples trabajos que estudian la capacidad predictiva de la electrococleografía [11], los potenciales evocados miogénicos vestibulares [12] y la resonancia de alta resolución con gadodiamida intratimpánica [13].

El curso clínico de la EM varía entre pacientes. Unos con marcados síntomas vestibulares y mínima pérdida auditiva, mientras que otros experimentan principalmente pérdida de audición con problemas vestibulares leves. Sin embargo, otros pueden estar igualmente afectados en cuanto a la audición y los síntomas vestibulares. La pérdida de audición es neurosensorial y progresiva en el inicio de la enfermedad, a menudo fluctuante, y afecta principalmente a las frecuencias graves pero en las personas con pérdida en las frecuencias altas, tiende a no ser fluctuante [14]. Progresa a lo largo del proceso de la enfermedad y, por lo general, se estabiliza con una pérdida moderada a severa [15]. Sin embargo, en una gran parte de esta población acabará progresando a un grado profundo [14]. Debido a la pérdida de ventajas de la audición binaural, los pacientes experimentan dificultad para la audición, el entendimiento y la identificación sonora. Así, cuando esto ocurre de forma bilateral o unilateral pero con problemas de audición contralateral, pueden beneficiarse de un implante coclear (IC).

El IC es una opción reconocida y viable como terapia de rehabilitación eficaz en pacientes con sordera severa o profunda secundaria a

EM. La estimulación eléctrica con IC restaura la percepción auditiva en el oído sordo mejorando la localización de sonidos y la percepción de las palabras en ambiente ruidoso [16]. Otra ventaja es la supresión del acúfeno [17], aunque este efecto podría estar limitado a la duración de la estimulación.

La mayoría de los pacientes con EM son manejados con medidas conservadoras: dieta, rehabilitación vestibular y medicación. Para muchos será suficiente para el control de sus síntomas manteniendo una satisfactoria calidad de vida, pero desafortunadamente un grupo de pacientes continuará con episodios frecuentes e incapacitantes para los que existe una gama de opciones a considerar como son la terapia intratimpánica con corticoides o gentamicina, la descompresión del saco endolinfático, la sección del nervio vestibular o la laberintectomía quirúrgica.

Aunque el tratamiento óptimo continúa siendo motivo de controversia, la mayoría valora el incremento de la eficacia frente al riesgo de pérdida de funcionalidad, así pues, es razonable adoptar una estrategia de tratamiento por etapas intentando suprimir los síntomas del vértigo preservando la audición, por eso los pacientes sin adecuado control del vértigo y con HNS presentan un problema terapéutico [18].

Para estos pacientes refractarios a medidas conservadoras, particularmente si han perdido audición en el oído afecto, la laberintectomía ofrece una excelente opción terapéutica. La laberintectomía quirúrgica (LQx) transmastoidea puede ser preferible a la transcanal que provoca mayor trauma coclear [19].

Algunos pacientes con EM avanzada experimentan vértigo incapacitante y/o crisis de Tumarkin refractarias al tratamiento médico o quirúrgico no ablativo asociándose HNS de severa a profunda en oído afecto [20, 21]. La LQx ofrece altas tasas de control del vértigo en estos pacientes,sin embargo los pacientes todavía sufren las consecuencias de la hipoacusia [22, 23]. Así, en un esfuerzo por resolver los episodios de vértigo y rehabilitar los efectos de la hipoacusia, se plantea la realización de LQx simultánea con IC [24].

DESCRIPCIÓN

Paciente varón de 36 años de edad con antecedentes personales de infección por VIH, enfermedad de Gilbert y sífilis; diagnosticado de EM de oído derecho desde hace 3 años. Con buen control de las crisis de vértigo ocasionales, hasta el último año, en el que éstas comenzaron a ser más intensas y frecuentes. Por ello se instauró tratamiento con corticoides orales primero e intratimpánicos después sin obtener respuesta. No sólo mantenía sus crisis vertiginosas, sino que a éstas se les añadían otras de Tumarkin, y la hipoacusia pasó de ser leve a profunda en ese oído derecho en los últimos meses con una logoaudiometría de umbral de inteligibilidad en 85 dB y máxima discriminación del 90% a 100 dB a un 10% de inteligibilidad a 100 dB. La otoscopia era normal y las pruebas de imagen, TAC peñascos y RMN, sin hallazgos patológicos. Los estudios analíticos negativos.

Por todo esto se decidió administrar gentamicina intratimpánica, hasta 5 dosis, pasando de tener unas ganancias en el vHIT de 0,81 a 0,79 tras la primera dosis, 0,63 tras la tercera, 0,64 después de la cuarta y 0,60 tras la quinta (Figura 1). Posteriormente el paciente siguió presentando crisis de Tumarkin (aproximadamente 10 crisis cada 3 semanas). Algunas de estas crisis le ocasionaron bruscas caídas al suelo con traumatismos craneoencefálicos por los que en alguna ocasión necesitó ingreso hospitalario.

A su vez, el paciente había comenzado a notar hipoacusia y acúfeno en el oído izquierdo, que se puso de manifiesto cuando ya el derecho presentaba una hipoacusia neurosensorial moderada.

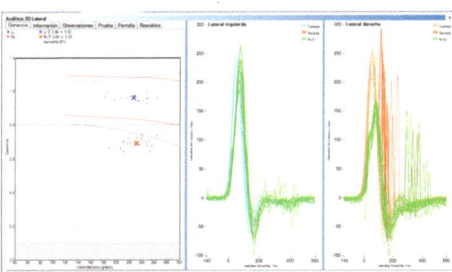

Figura 1. vHIT: análisis prequirúrgico donde se muestran ganancias de 0,6 en el lado enfermo.

Tras revisiones de su patología de base por parte del servicio de medicina interna, neurología y endocrinología, con control adecuado y sin presentar complicaciones derivadas de dichas patologías, se evaluaron y expusieron los riesgos y beneficios al paciente y se decidió actuar sobre el oído derecho optando por realizar una laberintectomía en el oído derecho y la colocación de un IC simultáneamente en el mismo oído, ante la previsión de una caída mayor en la audición del oído izquierdo. El paciente firmó el consentimiento informado de dicho procedimiento quirúrgico.

Técnicamente se realizó una laberintectomía clásica, exponiendo las ampollas de los tres canales y utrículo, con extirpación del epitelio sensorial y colocación de gentamicina en el lecho. El implante colocado en el oído derecho fue el modelo *HiRes 90k Advantage HiFocus MS Electrode* de *Advanced Bionics*. La inserción fue completa y la telemetría mostró respuesta en todos los electrodos (Figura 2).

de la función, pero en muchos pacientes los ataques de vértigo sólo cesan cuando toda la función coclear y vestibular ha sido destruida por el proceso de la enfermedad o los tratamientos empleados [25]. A esto se suma la incapacidad para predecir la historia natural de la enfermedad en cada paciente, pues una estrategia agresiva corre el riesgo de sobretratar al paciente que hubiera podido resolverse sin tal intervención, pero esa resolución natural podría resultar en años de padecimiento de incapacitantes y repetidas crisis vertiginosas con el resultado final de pérdida de función bilateral vestibular y auditiva. El clínico y el paciente deben evaluar el riesgo potencial y los beneficios de las distintas opciones [18].

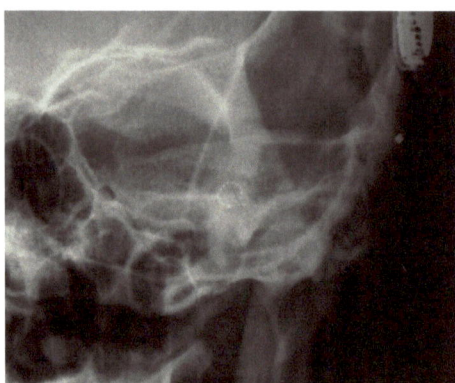

Figura 2. Radiografía simple en proyección de Stenvers que muestra implantación completa del IC.

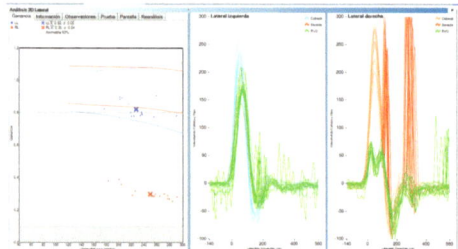

Figura 3. vHIT: análisis postquirúrgico donde se muestran ganancias de 0,3 en el lado enfermo.

El paciente dejó de presentar crisis de Tumarkin y la activación del IC fue satisfactoria; presentando una ganancia de 0,3 en el vHIT (Figura 3) y una audición con media de las frecuencias centrales de 40 dB y una inteligibilidad del 90 % a 70 dB tras dos meses de activación. Tres meses tras la realización de la LQx y el IC, el paciente comenzó a presentar crisis de Tumarkin del oído izquierdo y algunas crisis vertiginosas con aumento de su pérdida auditiva hasta una hipoacusia severa. En el momento de enviar este artículo, está recibiendo tratamiento con gentamicina intratimpánica en oído izquierdo.

DISCUSIÓN

La base del tratamiento para la EM tiene como objetivo controlar las crisis con preservación

En varios pacientes, las medidas conservadoras fallan y se han de considerar opciones más destructivas. No cabe duda que la LQx es un efectivo método de control y prevención de los ataques recurrentes de vértigo causados por EM. Los resultados confirman que resuelve las crisis en casi todos los pacientes con EM intratable [24]. Produce una sordera profunda y está típicamente reservada para pacientes que tienen poca o ninguna audición en el lado afecto y un lado contralateral útil [25].

La dificultad surge cuando los pacientes desarrollan la EM del segundo oído. Tradicionalmente, el tratamiento destructivo para un oído único por lo general estaría contraindicado. La excepción a esto es una sección del nervio vestibular que se utiliza con poca frecuencia debido a los riesgos significativos que tiene un procedimiento intracraneal además del riesgo de daño del nervio coclear. Lo que sí sabemos es que los pacientes que desarrollan una enfermedad de Ménière bilateral y en el proceso pierden audición útil residual pueden ser tratados con éxito con el implante coclear [25].

El IC es la terapia indicada para restaurar la percepción auditiva en el oído sordo por EM. En un estudio realizado por McRackan et al. en 2014 se muestra que los pacientes que habían sido sometidos previamente a la cirugía de ablación por sus síntomas del Ménière tienen mejores resultados auditivos que los que no se han sometido a la cirugía no ablativa. Además, los pacientes con EM activa en el momento de colocación del IC es probable que tengan post-operatorio mejoría sintomática en sus síntomas vestibulares [14].

Aunque factores como la edad de implantación, la duración de la sordera y el proceso se hayan identificado como influyentes en IC [26], para su éxito en la EM, el grado de daño en el nervio coclear por la EM debe ser mínimo para permitir la conducción desde el IC al núcleo olivar superior [14].

Numerosos estudios indican que los restos cocleares son responsables de la estimulación eléctrica tras la LQx y analizan las modificaciones histopatológicas de los huesos temporales en pacientes con EM mostrando que la degeneración neuronal y de las células del ganglio espiral requeridas es rara, con lo que se esperará encontrar buenos resultados para el IC en EM tras la LQx. La severidad de la disminución de audición no se correlaciona siempre con las neuronas supervivientes en pacientes con EM [27]. Otros estudios demuestran que las modificaciones histológicas por fibrosis que se pueden producir en la cóclea tras la LQx pueden dificultar en un futuro la colocación de la guía de electrodos [19, 25]. Por ello y para evitar una segunda intervención, se decidió en este paciente realizar ambas en el mismo acto quirúrgico.

Dado el estado avanzado de la EM, las fluctuaciones, a menudo, se pueden resolver mediante la reprogramación subsiguiente [28]. La fluctuación tras IC, claramente demostrada en EM, es concomitante con episodios recurrentes de enfermedad sugiriendo el papel del hidrops en el deterioro de la capacidad auditiva que puede alterar la posición del electrodo intracoclear o que el escenario no sea adecuado por cicatrices, fibrosis y osificación, o bien, porque afecte directamente a las aferencias o a las propias neuronas del ganglio espiral [27, 28].

Una ventaja de tener un IC funcionante en el oído sordo inicial permitirá al paciente continuar oyendo aunque el contralateral se deteriore [24].

La cuestión es plantear cuándo efectuar las dos intervenciones, si conjuntamente o separadas en el tiempo y realizar la segunda según el curso de la enfermedad. En el pasado, se proponía que el IC tras LQx tendría un limitado éxito pues se asumía la discapacidad de los elementos neurales auditivos, pero posteriores estudios han evidenciado que la LQx no necesariamente conlleva a una destrucción de la vía auditiva [19, 29] con lo cual no es una contraindicación para el IC [28].

Así, IC con LQx simultánea no sólo alivia los ataques vertiginosos, también la audición. Como hemos visto, y dependiendo de los resultados a largo plazo de la audición tras IC, puede ser razonable ampliar la indicación de LQx a pacientes con vértigo intratable y audición residual [30, 31].

Esto es lo que nos planteamos en el caso presentado, tras frecuentes crisis de vértigo y de Tumarkin no controlables con fármacos o terapias intratimpánicas y una pérdida de audición unilateral con fluctuaciones contralaterales, se decidió realizar la laberintectomía con la colocación de IC en el oído causante de sus crisis de forma simultánea, con la previsión de que el lado contralateral se vea afectado en el futuro, ejemplo del planteamiento del IC en EM bilateral.

El IC en pacientes que han sido sometidos previamente o simultáneamente a una LQx no es un concepto nuevo. El Dr. Brackmann fue el primero en realizar un IC en un paciente previamente laberintectomizado y demostrar excitabilidad eléctrica en dicho oído en 1975 [32, 33]. Zwolan fue el primero en realizar la LQx y colocación del IC en el mismo acto quirúrgico [29] y Lustig mostró en un estudio los resultados de nueve pacientes con IC para resolver hipoacusia profunda tras una larga evolución de la EM bilateral [25].

Las ventajas de realizar laberintectomía con IC simultáneo en pacientes con hipoacusia neurosensorial profunda o severa y crisis de vértigo intratables son:

- Reducir riesgos asociados con otro proceso quirúrgico y anestésico [24].
- La laberintectomía quirúrgica puede conducir a cicatrices en los tejidos blandos o incluso osificación de la cóclea la cual podría impedir la implantación más tarde [40], aunque esto no es una respuesta uniforme [19, 34].

- Finalmente, la implantación inmediata reduce el tiempo de sordera y la actuación con un IC está correlaciona con la duración de la sordera [35].

La única desventaja que podríamos encontrar se da en pacientes con audición residual prequirúrgica que no habrán experimentado las consecuencias de una sordera profunda y no apreciarán el beneficio del IC para la rehabilitación del nuevo déficit [24]. Además existen tres posibles razones que justifican el mareo crónico tras IC en EM [36]: que los síntomas sean reflejo de la enfermedad vestibular [37], que la implantación del electrodo cause daño en el órgano vestibular (fibrosis, hídrops con membrana sacular distorsionada, osteogénesis e incluso neuromas reactivos) [38, 39] o aquellas inherentes a la medidas de la función distintas para el sujeto y controles y para los clínicos.

CONCLUSIONES
Este caso es un ejemplo claro del enfoque terapéutico en un paciente con una previsión de HNS bilateral secundaria a EM bilateral.
La combinación de LQx e IC es un excelente tratamiento para pacientes con EM y sordera unilateral. De forma simultánea es un método eficaz para el tratamiento del vértigo y rehabilitación del sistema auditivo requiriéndose un período de recuperación posterior para permitir la compensación vestibular, que a su vez, se ve influenciada por la edad y actividad física de los pacientes.

BIBLIOGRAFÍA
1. Anderson JP, Harris JP. Impact of Ménière`s disease on quality of life. Otol Neurotol. 2001;22:888-94.

2. Stahle J, Stahle C, Anerberg IK. Incidence of Ménière's disease. Arch Otolaryngol. 1978;104:99-102.

3. Nakee K, Komatuzaki K. Epidemiological study of Ménière's disease. Pract Otol (Kyoto). 1984;69:1783-8.

4. Tokumaau K, Tashiro N, Goto K, et al. Incidence and prevalence of Ménière's disease in Aagamihara City, Kanagawa-ken. Pract Otol (Kyoto). 1983;1:1165-75.

5. Kotimaki J, Sorri M, Aantaa E, Nuutinen J. Prevalence of Meniére's disease in Finland. Laryngoscope. 1999;109:748-53.

6. Hallpike CS, Cairns H. Observations on the pathology of Ménière's syndrome: (Section of Otology). Proc R Soc Med. 1938;31:1317-36.

7. Committee on Hearing and Equilibrium. Committee on hearing and equilibrium guidelines for the diagnosis and evaluation of therapy in Ménière's disease. Otolaryngol Head Neck Surg. 1995;113:181-5.

8. Stahle J. Advanced Ménière's disease.A study of 356 severely disabled patients. Acta Otolaryngol. 1976;31:113-9.

9. Shojaku H, Watanabe Y, Mizukoshi K, et al. Epidemiological study of severe cases of Ménière's disease in Japan. Acta Otolaryngol Suppl. 1995;520:415-8.

10. Paparella MM, Griebie MS. Bilaterality of Ménière's disease. Acta Otolaryngol (Stockh). 1984;97:233-7.

11. Iseli C, Gibson W. A comparison of three methods of using transtympanic electrocochleography for diagnosis of Ménière´s disease. Acta Otolaryngol. 2009;26:1-8.

12. Lin MY, Timmer FC, Oriel BS et al. Vestibular evoked myogenic potencials (VEMP) can detect asymptomtic saccular hydrops. Laryngoscope. 2006;116:987-92.

13. Fukuoka H, Tsukada K, Miyagawa M, et al. Semi- quantitative evaluation of endolymphatic hydrops by bilateral intratympanic gadolinium-based contrast agent administration with MRI for Ménière´s disease. Acta Otolaryngol. 2009;10:1-7.

14. McRackan T.R, Gifford R.N, Kahue C.H, Dwyer R, Labadie R.F, Wanna G.B, Haynes D.S, Bennett M.L. Cochlear Implantation in Ménière's Disease Patients. Otol Neurotol. 2014;35:421-5.

15. Mancini F, Catalani M, Carru M, Monti B. History of Ménière's disease and its clinical presentation. Otolaryngol Clin North Am. 2002;35:565-80.

16. Arndt S, Aschendorff A, Laszig R, et al. Comparison of pseudobinaural hearing to real binaural hearing rehabilitation after cochlear implantation in patients with unilateral deafness and tinnitus. Otol Neurotol. 2011;32:39-47.

17. Amoodi HA, Mick PT, Shipp DB, et al. The effects of unilateral cochlear implantation on the tinnitus handicap inventory and the influence on quality of life. Laryngocope. 2011;121:1536-40.

18. Samuel A. C. MacKeith, MBChB, FRCS, Ian D. Bottrill, MBBS, FRCS, James D. Ramsden, FRCS. Simultaneous Labyrinthectomy With Cochlear Implantation in Patients With Bilateral Ménière's Disease. Ann Otol Rhinol Laryngol. 2014;123:485–9.

19. Douglas A Chen, Fred H. Linthicum JR, Frankin M Ritzer. Cochlear histopathology in the labyrinthectomized ear: implications for cochlear implantation. Laryngoscope. 1988;98:1170-2.

20. Pérez Fernández N, Montes Jovellar L, Cervera Paz J et al. Auditory and vestibular assessment of patients with Meniere's disease who suffer Tumarkin attacks. Audiol Neurotol. 2010;15:399-406.

21. Kentala E, Havia M, Pykko I, Short-lasting drop attacks in Ménière's disease. Otolaryngol Head Neck Surg. 2001;124:526-30.

22. Nguyen KD, Minor LB, Delia Santina CC et al. Vestibular function and vertigo control after intratympanic gentamicin for Ménière's disease. Audiol Neurotol. 2009:14:361-72.

23. Teufert KB, Doherty J. Endolymphatic sac shunt, labyrinthectomy and vestibular nerve section in Ménière's disease. Otolaryngol Clin North Am. 2010;43:1091-111.

24. Marlan R, Hansen, Bruce J. Gantz and Camille Dunn. Outcomes following cochlear implantation for patients with single-sided deafness, including those with recalcitrant Ménière's disease. Otol Neurotol. 2013;34:1681-7.

25. Lustig LR, Yeagle J, Niparko JK, Minor LB. Cochlear implantation in patients with bilateral Ménière's syndrome. Otol Neurotol. 2003;24:397-403.

26. Waltzman SB, Cosetti MK. Outcomes in cochlear implantation: variables affecting performance in adults and children. Otolaryngol Clin North Am. 2012;45:155-71.

27. Nadol J. Histologic considerations in implant patients. Arch Otolayngol Head Neck Surg. 1984;1:60-3.

28. Ravi N. Samy, Lisa Houston, Michael Scott, Daniel I. Cochlear implantation in patients with Ménière's Disease. Cochlear Implants Int. 2015;16:208-12.

29. Zwolan T.A, Sheoard N.T and Niparko J.K. Labyrinthectomy with cochlear implantation. Am J Otol. 1993;14:220-3.

30. Clemmens C, Ruckenstein M. Characteristics of patientswith unilateral and bilateral Ménière's disease. Otol Neurotol. 2012; 33:1266-9.

31. Belinchon A, Peres-GarriguesH,Tenias JM. Evolution of symptoms in Ménière's disease. Audiol Neurotol. 2012;17:126-32.

32. Kveton JF, Abbott C, April M, Drumheller G, Cohen N, Poe DS. Cochlear implantation after transmastoid labyrinthectomy. Laryngoscope. 1989;99:610-613.

33. Eddington DK, Dobelle WG, Brackmann DE, Mladejovsky MG, Parkin JL. Auditory prostheses research with multiple cannel intracochlear stimulation in man. Ann Otol Rhinol Laryngol [Suppl]. 1978;53:1-39.

34. Osborn HA. Yeung R, Lin VY. Delayed cochlear implantation after surgical labyrinthectomy. J Laryngol Otol. 2012;126:63-5.

35. Rubinstein JT, Parkinson WS, Tyler RS, et al. Residual speech recognition and cochlear implant performance: effects of implantation criteria. Am J Otol. 1999;20: 445-52.

36. Mick P, Amoodi H, Arnoldner C. Cochlear implantation in patients with advanced Ménière´s disease. Otol Neurotol. 2014;35:1172-8.

37. Green JD, Blum DJ, Harner SG. Longitudinal followup of patients with Ménière´s disease. Otolaryngol Head Neck Surg 1991;104:783-8.

38. Batuecas-Caletrío A, Klumpp M, Santa Cruz-Ruiz S, Benito-González F, González-Sánchez E, Arriaga M. Vestibular function in cochlear implantation: Correlating objectiveness and subjectiveness. Laryngoscope 2015;125:2371-5.

39. Tien HC, Linthicum FH. Histopathologic changes in the vestibule after cochlear implantation. Otolaryngol Head Neck Surg. 2002;127:260-4.

eISSN 2444-7986
DOI: https://doi.org/10.14201/orl201781.p14963

Caso clínico

ESTENOSIS SUBGLÓTICA COMO MANIFESTACIÓN EN LA ENFERMEDAD DE WEGENER. DESCRIPCIÓN DE UN CASO

Subglotic Stenosis as manifestation in Wegener's Disease. A case report

Sofía VALLE-OLSEN; Rafael CABANÁS-VEGA; Óscar CAZORLA-RAMOS; José PÉREZ-ARCOS

Instituto Biomédico de Málaga. Hospital Virgen de la Victoria. Servicio de Otorrinolaringología. Málaga. España.

Correspondencia: sofiavalleolsen@hotmail.com

Fecha de recepción: 22 de agosto de 2016
Fecha de aceptación: 21 de septiembre de 2016
Fecha de publicación: 22 de septiembre de 2016
Fecha de publicación del fascículo: 1 de marzo de 2017

RESUMEN   Introducción y objetivo: La estenosis subglótica en la granulomatosis de Wegener (GW) representa un desafío diagnóstico ante la posibilidad de manifestarse de forma aislada. Descripción: Se describe un caso de GW subglótica en una mujer de 14 años. Discusión: La estenosis subglótica secundaria a GW puede asociarse a otros síntomas otorrinolaringológicos que nos pueden orientar a dicha etiología. En ausencia de estos debemos incluirla en el diagnóstico diferencial e intentar una confirmación histopatológica. Conclusiones: Ante una estenosis subglótica aislada, descartar la GW realizando una biopsia de mucosa nasal y dos serologías separadas en el tiempo.

PALABRAS CLAVE   estenosis subglótica; Wegener; biopsia nasal

SUMMARY   Introduction and objective: Subglottic stenosis in Wegener's disease (WD) represents a diagnostic challenge because it's ability to be the unique manifestation. Description: A case of subglottic GW described in a woman 14 years. Discussion: Subglottic stenosis secondary to Wegener's disease use to be associated with ENT symptoms, so these can give us the etiological suspicion. In the absence of these, we should include it in the differential diagnosis and try a histopathologic confirmation. Conclusions: In an isolated subglottic stenosis, rule Wegener's disease performing a biopsy of nasal mucosa and two serology tests.

KEYWORDS   subglotic stenosis; Wegener; nasal biopsy

INTRODUCCIÓN

La Granulomatosis de Wegener (GW) es una enfermedad sistémica autoinmune, de causas desconocidas, caracterizada por su histología (inflamación granulomatosa necrotizante en el tracto respiratorio y vasculitis de pequeños y medianos vasos) [1]. La estenosis subglótica puede resultar de un episodio agudo de la enfermedad o de procesos inflamatorios repetidos. La incidencia durante el curso activo de la enfermedad oscila un 8-23%, pudiendo presentarse como única manifestación inicial en un 1-6% [2, 3].

DESCRIPCIÓN

Mujer de 14 años que ingresó en UCI por disnea y estridor laríngeo. Tras su estabilización se evidenció, mediante nasofibrolaringoscopia flexible, un edema subglótico circunferencial rojo vinoso que evertía las cuerdas vocales desde su cara inferior, con motilidad cordal conservada y una luz glótica filiforme reducida al 70% (Figura 1 y 2). Refería disfonía de larga evolución y seguimiento por el servicio de neumología debido a disneas leves/moderadas recurrentes y tos irritativa con un patrón respiratorio obstructivo, sospechándose erróneamente un proceso asmático recidivante.

Se sucedieron con frecuencia las asistencias a urgencias por estridor, requiriendo reingresos con excelente respuesta a la corticoterapia, y con recaídas tras el cese de la misma.

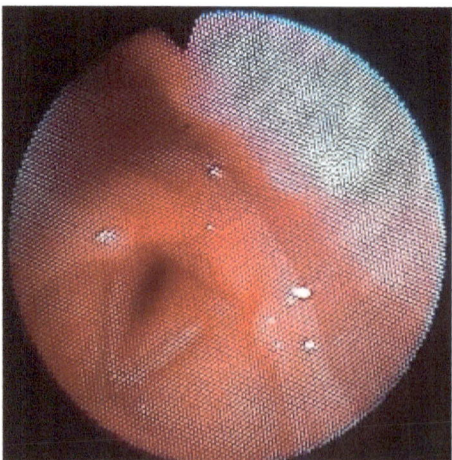

Figura 1. Reducción de la luz glótica secundaria a un edema subglótico circunferencial rojo vinoso que evierte las cuerdas vocales desde su cara inferior.

Las serologías —Ig, C3, C4 e inhibidor C1— y neumoalergenos fueron negativas, así como los anticuerpos c-ANCA, pero positivas para p-ANCA. Los anticuerpos ANA's, más inespecíficos, fueron negativos positivizándose en una segunda determinación. Todos ellos deben ser interpretados en el contexto clínico y confirmados por la histopatología [4].

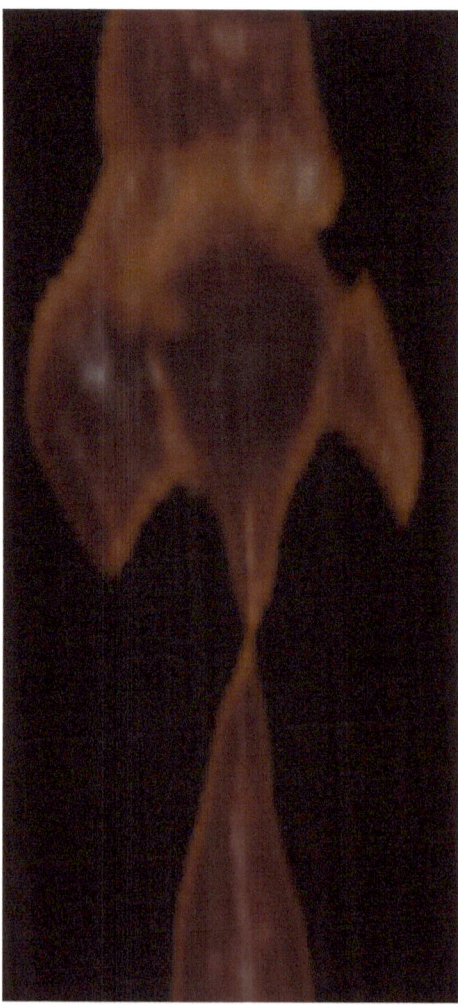

Figura 2. Imagen de la estenosis subglótica mediante reconstrucción de la TC en 3D.

Se planteó una laringoscopia directa para una biopsia subglótica. Sin embargo, el último ingreso reveló lesiones nasales costrosas y mínima rinorrea en una única fosa, no presentes en anteriores exploraciones, sin otra clínica paranasal relevante. La tomografía axial computadorizada (TC) manifestó una ocupación parcial del seno maxilar derecho. Se decidió realizar biopsia tanto de la fosa nasal con signos inflamatorios como de la fosa nasal con aspecto normal, previendo la dificultad habitual del diagnóstico histológico en tejidos excesivamente inflamados. La histología de la fosa afecta reveló datos de infiltrado inflamatorio inespecífico, mientras que la fosa nasal sin exudado informó de un infiltrado inflamatorio mixto con eosinófilos, focos de necrosis fibrinoides y signos de vasculitis leucocitoclástica compatibles con GW, en ausencia de granulomas.

Actualmente la paciente está asintomática y en tratamiento con metrotexato, deflazacort, calcio y ácido fólico. Su última exploración en consulta mostró una reducción importante de la estenosis sin requerir nuevos ingresos desde la instauración del tratamiento específico.

DISCUSIÓN
La estenosis subglótica presenta una gran variedad de causas, localizaciones y grados de severidad, asociándose en múltiples ocasiones a otros trastornos que complican su diagnóstico y posterior actitud terapéutica. Dentro de aquellas que son de etiología adquirida, las causas más frecuentes son las iatrogénicas seguidas de las autoinmunes, más frecuentes en mujeres jóvenes. Su principal manifestación clínica es la disnea en un 79% a 82% [5]. Aunque puede ser causa de estridor, suele ser bien tolerada a lo largo de su evolución y, a menudo, imita el patrón respiratorio obstructivo típico del asma en las pruebas de función pulmonar, condicionando un retraso diagnóstico y terapéutico. La afectación sinusal es más frecuente cuando coinciden la GW y la estenosis subglótica en comparación con la afectación renal y pulmonar en paciente con GW sin estenosis subglótica [1].
La estenosis subglótica aislada, clínicamente, es igual a cualquier estenosis independientemente de su etiología, por tanto, el diagnostico debe basarse en la biopsia y los parámetros analíticos. En caso de no hallar causa, se cataloga como ES idiopática [6].
La evidente mejoría con tratamiento corticoideo y las recaídas con el cese de éste, orientan hacia un posible origen autoinmune,

siendo la GW una de las causas más frecuentes.
Los anticuerpos c-ANCA son positivos en un 90% de los casos (sensibilidad del 88% y especificidad del 95%) y los p-ANCA, positivos en nuestro estudio, presentan menor sensibilidad (79%) y especificidad (81%) [6]. La afectación de la vía aérea alta como única manifestación presenta una incidencia del 8-16% en menores de 20 años, a pesar de tener anticuerpos plasmáticos ANCA negativos [6]. A su vez, a títulos bajos los ANA's pueden aparecer como negativos y positivizarse con el tiempo [5].
Estadísticamente, los porcentajes de confirmación tras una biopsia nasal han mostrado una sensibilidad del 82%, mientras que una biopsia de la misma estenosis subglótica sólo presenta una sensibilidad del 5-15%, haciéndola poco rentable para el riesgo que supone en la vía aérea superior [5].

La peculiaridad del caso se debe a la presencia exclusiva de estenosis subglótica como primera manifestación, en ausencia de otros síntomas que pudieran orientarnos a un diagnostico causal. Las manifestaciones nasales tardías nos llevaron a desestimar la laringoscopia directa y a optar por la biopsia nasal. Obtuvimos la confirmación diagnóstica a través de los resultados histopatológicos que nos aportó la mucosa nasal aparentemente sana —sin lesiones—, no siendo concluyente la histología de la mucosa supuestamente afecta.

CONCLUSIONES
Ante una estenosis subglótica siempre debe incluirse la Granulomatosis de Wegener en el diagnóstico diferencial etiológico, sobre todo ante una mujer menor de 20 años. Si la serología es negativa, repetirla pasados 6 meses y valorar la posibilidad de biopsiar la mucosa nasal aún en ausencia de lesiones mucosas debido a su alta sensibilidad, bajo coste y mínimo riesgo.

BIBLIOGRAFÍA
1. Horta-Baas G, Hernández-Cabrera MF, Catana R, Pérez-Cristóbal M, Barile-Fabris LA. Estenosis subglótica en granulomatosis con poliangitis (granulomatosis de Wegener): presentación de 4 casos. Reumatol Clin 2016;12:267-73.

2. Stanford C. Taylor et al. Clinical Manifestations and Treatment of Idiopathic and Wegener Granulomatosis–Associated Subglottis Stenosis. JAMA Otolaryngol Head Neck Surg. 2013;139(1):76-81.

3. Taylor SC, Clayburgh DR, Rosenbaum JT, Schindler JS. Clinical manifestations and treatment of idiopathic and Wegener granulomatosis-associated subglottic stenosis. JAMA Otolaryngol Head Neck Surg. 2013;139(1):76-81.

4. Gluth MB, Shinners PA, Kasperbauer JL. Subglottic stenosis associated with Wegener's granulomatosis. Laryngoscope. 2003;113(8):1304-7.

5. Olavarría C, Muñoz D. Estenosis subglótica secundaria a granulomatosis de Wegener: Reporte de un caso y revisión de la literatura. Rev Otorrinolaringol Cir Cabeza Cuello. 2009;69:137-44.

6. Meraldi A, Bosio M, Campos J, Décima T, Quadrelli S, Borsini E. Estenosis subglotica idiopatica, reporte de un caso. Rev Am Med Resp. 2014; 3:323-7.

ENLACES RELACIONADOS

- Falk RJ, Merkel PA, King TE. Clinical manifestations and diagnosis of granulomatosis with polyangiitis and microscopic polyangiitis. UpToDate. Literature review current through: Aug 2016. This topic last updated: Jan 11, 2016. Disponible en: http://www.uptodate.com.

- Comarmond C, Cacoub P. Granulomatosis with polyangiitis (Wegener): clinical aspects and treatment. Autoimmun Rev. 2014 Nov;13(11):1121-5. doi: 10.1016/j.autrev.2014.08.017. Epub 2014 Aug 20. Review. PubMed PMID: 25149391.

- Dumoulin E, Stather DR, Gelfand G, Maranda B, Maceachern P, Tremblay A. Idiopathic subglottic stenosis: a familial predisposition. Ann Thorac Surg. 2013 Mar;95(3):1084-6. doi: 10.1016/j.athoracsur.2012.07.076. PubMed PMID: 23438539.

- Gottschlich S, Ambrosch P, Kramkowski D, Laudien M, Buchelt T, Gross WL, Hellmich B. Head and neck manifestations of Wegener's granulomatosis. Rhinology. 2006 Dec;44(4):227-33. Review. PubMed PMID: 17216737.

eISSN 2444-7986
DOI: https://doi.org/10.14201/orl201781.14957

Caso clínico

ODINOFAGIA Y CERVICOBRAQUIALGIA EN SÍNDROME DE EAGLE. DESCRIPCIÓN DE UN CASO

Odynophagia and cervicobrachialgia in Eagle`s Syndrome. A case report

Elena SÁNCHEZ-LEGAZA[1]; José Luis REPETTO-LÓPEZ[2]; Regla GALLEGO-GALLEGOS[3]

Hospital de Algeciras. [1]Servicio de Otorrinolaringología. [2]Servicio de Traumatología. [3]Servicio de Aparato Digestivo. Cádiz. España.

Correspondencia: manpro1910@hotmail.com

Fecha de recepción: 18 de agosto de 2016
Fecha de aceptación: 26 de septiembre de 2016
Fecha de publicación: 28 de septiembre de 2016
Fecha de publicación del fascículo: 1 de marzo de 2017

RESUMEN   Introducción: El síndrome de Eagle es una rara entidad, en la que el proceso estiloideo o ligamento estilohioideo está elongado y/o calcificado. Descripción: Se presenta el caso de un varón con odinofagia y dolor cervical irradiado a brazos con síndrome de Eagle. Discusión: El síndrome de Eagle suele ser asintomático y unilateral, aunque puede ser bilateral y dar síntomas muy variados, dependiendo de la estructura que comprima como disfagia, odinofagia, sensación de cuerpo extraño faríngeo, cefalea y otalgia. El diagnóstico se basa en la exploración clínica confirmada con pruebas de imagen. Conclusiones: El síndrome de Eagle debe incluirse en el diagnóstico diferencial de algias cervicofaciales y patología de la articulación temporomandibular.

PALABRAS CLAVE   síndrome de Eagle; proceso estiloideo elongado; odinofagia

SUMMARY   Introduction: Eagle syndrome is a rare entity, in which the styloid process or stylohyoid ligament is elongated and / or calcified. Description: We present the case of a male patient with odynophagia and cervical pain radiating to both arms. Discussion: Usually it is asymptomatic and unilateral, although it may be bilateral and give different symptoms, depending on the compressed structure, such as dysphagia, sore throat, pharyngeal foreign body sensation, headache, earache. The diagnosis is based on a good clinical examination confirmed with imaging studies. Conclusions: Eagle´s syndrome should be included in the differential diagnosis of cervico-facial pain and pathology of the temporomandibular joint.

KEYWORDS   Eagle´s syndrome; elongated styloid process; odynophagia

INTRODUCCIÓN

El síndrome de Eagle (SE) es una complicación rara de la elongación del proceso estilohioideo con más de 25 mm de longitud o calcificación del ligamento estilohioideo, y en ocasiones del asta menor del hioides, descrito por Eagle en 1937 [1]. Suele cursar de forma asintomática, descubriéndose como un hallazgo radiológico. Afecta al 4 % de la población, aunque en el 4% al 7% aparece clínica como odinofagia, sensación de cuerpo extraño, disfagia, dolor faríngeo o cervical —al abrir la boca, al hablar o con movimientos del cuello—, otalgia refleja y puede confundirse con un algia facial [2].

Eagle postuló dos tipos: el clásico, caracterizado por dolor espástico y persistente en faringe, sialorrea y náuseas y el síndrome estilocarotídeo, secundario a irritación de las fibras simpáticas pericarotídeas, que cursa con dolor cervical al giro de la cabeza, migraña y síntomas neurológicos por irritación del plexo simpático [1]. En ocasiones, se afectan los pares craneales V, VII, IX, X, XI y XII y la vena yugular interna, manifestándose como neuralgia y parálisis del nervio glosofaríngeo, síndrome de Horner y parálisis facial. Camarda distinguió tres entidades clínicas distintas: la primera, el SE propiamente dicho, que requiere la presencia de una cirugía a nivel cervical o trauma previos, junto a dolor a la palpación clínica del proceso estiloides elongado, confirmado con un diagnóstico de imagen; la segunda, el síndrome estilohioideo, en el que el paciente de edad adulta relata sintomatología confirmada con pruebas de imagen sin estar sometido a cirugía previa; y la tercera, el síndrome pseudoestilohioideo, en el que el paciente describe los síntomas clásicos del SE, pero no existe una presencia evidente, clínica ni radiográfica, de elongación u osificación del proceso estiloides, ni cirugía previa o trauma, siendo los síntomas consecuencia del envejecimiento, ya que debido a la pérdida de elasticidad de los tejidos, es más frecuente la existencia de tendinitis o reacciones inflamatorias que causan dolor en territorio glosofaríngeo [3].

El diagnóstico se basa en la clínica y la palpación digital sobre la fosa amigdalina de una prominencia dura y dolorosa. Se confirma con una radiografía anteroposterior modificada (vista de Towne), radiografía lateral de cráneo, ortopantografía, TAC y angiografía (para descartar la afectación de la arteria carótida).

DESCRIPCIÓN

Paciente varón de 49 años, sin antecedentes quirúrgicos y con cardiopatía hipertensiva que acudió a consultas externas de traumatología por dolor progresivo difuso en cuello y pesadez en brazos de 6 meses de evolución, que se intensificaba con esfuerzos, pero que no cedía con analgésicos no esteroideos. Además, refería odinofagia y sensación de cuerpo extraño faríngeo. En la exploración refería dolor cervical irradiado a brazos sin distribución radicular de 2 a 5 minutos. Exploración neurológica, electroneurografía y electromiografía, ecografía Doppler de troncos supraaórticos normales. En la radiografía lateral de cuello presentaba un proceso estilohioideo bilateral largo de 7mm (Figura 1). Fue remitido a consulta externa de otorrinolaringología para descartar síndrome de Eagle. La rinofibrobrofaringoscopia fue normal con palpación cervical normal. La ortopantografía y TAC cervical que mostraban elongación de apófisis estiloides y calcificación bilateral de los ligamentos estiloideos, que confirmaron el diagnóstico de SE (Figuras 2 y 3). Se informó la posibilidad de tratamiento médico y quirúrgico del proceso, y el paciente eligió revisiones periódicas.

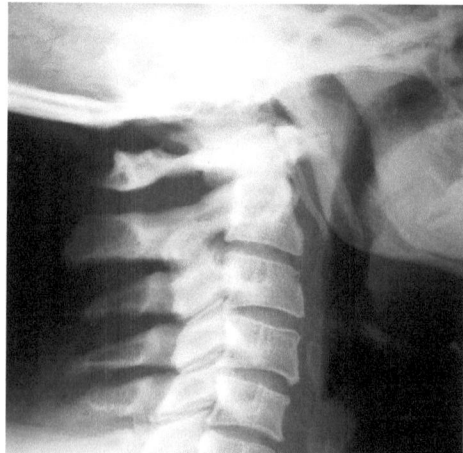

Figura 1. Radiografía lateral cervical con elongación y osificación de ambos procesos estilohioideos.

DISCUSIÓN

El SE es una rara entidad secundaria a la elongación o calcificación del proceso estiloides. Su etiopatogenia es desconocida, aunque Murtagh (2001) presentó tres teorías: la primera, es la elongación del proceso estilo-hioideo, debido a la persistencia del cartílago precursor; la segunda, es la calcificación del ligamento estilohioideo por un proceso desconocido [4]; y la tercera, por crecimiento del tejido óseo de la inserción del ligamento estilohioideo.

Steinmann (1968) propuso tres mecanismos: hiperplasia reactiva desencadenada por un traumatismo, metaplasia reactiva o cicatrización anómala tras un trauma, o una variación anatómica sin trauma previo. Camarda (1989) añadió un cuarto mecanismo, un anormal desarrollo del envejecimiento sin osificación previa [5]. El caso presentado puede clasificarse como un síndrome estilohioideo.

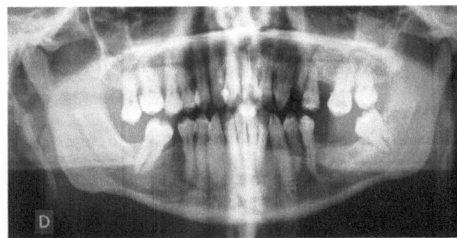

Figura 2. Ortopantografía.

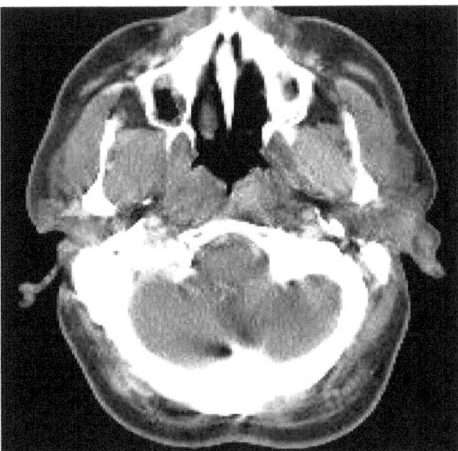

Figura 3. TAC craneal confirman el alargamiento de los ligamentos estilohioideos.

Eagle comentó que un trauma quirúrgico previo, como amigdalectomía o una irritación crónica del ligamento estilomandibular, podía causar osteítis, tendinitis o periostitis, condu-ciendo a una hiperplasia osificante reactiva del proceso estiloides, y otros autores creían que era debido a la presencia de elementos mesenquimales o desordenes endocrinos. El proceso estiloides deriva del cartílago de Reichert del segundo arco branquial, que persiste como una estructura originada de la porción petrosa del temporal, entre la arteria carótida interna y externa, adyacente a los nervios glosofaríngeo y vago. La longitud media del proceso estiloides es de 3 cm (1,52 a 4,77 cm), y dicha longitud no se relaciona con la severidad del dolor [6].

Suele ser más frecuente en mujeres de la tercera y cuarta década de la vida. Suele causar dolor sordo o recurrente de garganta, sensación de cuerpo extraño faríngeo con otalgia refleja, odinofagia, disfagia [7] o dolor en el área del nervio glosofaríngeo, y más raramente dolor cervicofacial con limitación de movimientos cervicales, sobre todo con la deglución, apertura de la boca y los movimientos del cuello. Se han descrito parestesias en hemilengua —por su proximidad al nervio lingual— [6], paresia del nervio hipogloso, síndrome de Horner [8] o ictus de repetición ocasionado por la compresión de la arteria carótida interna por el proceso estiloides [9]. Se diagnostica ante un dolor cervicofacial uni o bilateral atípico que no responde a analgésicos habituales, junto con la exploración clínica —la palpación en la fosa amigdalina del pilar anterior de una cuerda o punta ósea que produce o exacerba el dolor— y radiológica —siendo la radiografía panorámica y la lateral de cuello las utilizadas, pero su grado de distorsión de hasta el 37 % y la interposición de estructuras lleva a errores, por lo que se aconseja TAC con la boca abierta, y últimamente TAC con reconstrucciones 3D para su confirmación— [10, 11]. Debe hacerse diagnóstico diferencial de dolor atípico en la región de cabeza y cuello con: algia craneofaringofacial, neuralgia del trigémino, neuralgia esfenopalatina y del glosofaríngeo, patología de articulación temporomandibular, síndrome de Sluder, migraña, y arteritis de la arteria temporal [12]. A veces el diagnóstico del dolor orofacial inespecífico puede ser complicado, requiriendo un abordaje multidisciplinar [13].

El tratamiento suele ser médico en casos leves y moderados —analgésicos, anticonvulsivantes, antidepresivos, e infiltración transfaríngea con anestésicos locales o esteroides en la celda amigdalina, o carbamazepina oral—, pero los resultados a largo plazo no son satisfactorios. En los casos sintomáticos severos con dolor intenso y refractario, se propone tratamiento quirúrgico —resección parcial, mediante abordaje intra o extraoral— [14]. Algunos autores, proponen el abordaje transoral, por la facilidad en el abordaje con menor tiempo quirúrgico, no dejar cicatrices, y la ausencia de complicaciones infecciosas posoperatorias, reduciendo el periodo de hospitalización [15], aconsejándose en aquellos casos en los que se identifica la apófisis estiloides por palpación intraoral. Sin embargo, la vía transcervical permite mejor acceso con el uso de instrumental piezoeléctrico, por su corte selectivo y preciso, resultando ser segura y efectiva, a pesar del riesgo de lesionar la rama mandibular marginal del facial [16, 17].

CONCLUSIONES
El síndrome de Eagle es una causa infrecuente de odinofagia que debe formar parte de su diagnóstico diferencial y de otras algias cervicofaciales.

BIBLIOGRAFÍA
1. Eagle W. Elongated styloid process: report of two cases. Arch Otolaryngol. 1937;25:584-7.
2. Gelabert-González M, García-Allut A. Síndrome de Eagle: Una causa poco frecuente de cervicalgia. Neurocirugía. 2008;19:254-6.
3. Cantín, L.M, Suazo Galdames, I. Síndrome de Eagle o síndrome estilohioideo? Neurologia. 2011;26:254-5.
4. Murtagh RD, Caracciolo JT, Fernández G. CT findings associated with Eagle syndrome. AJNR Am J Neuroradiol. 2001;22:1401-2.
5. Moon C, Lee B, Kwon Y, Chol B, Lee J, Lee H. Eagle´s syndrome: a case report. J Korean Assoc Oral Maxillofac Surg. 2014;40:43-7.
6. Kiralj A, Illić M, Pejaković B, Markov B, Mijatov S, Mijatov I. Eagle´s syndrome. A report of two cases. Vojnosanit Pregl 2015; 72(5):548-62.
7. Dong Z, Bao H, Zhang L, Hua Z. Eagle's syndrome associated with lingual nerve paresthesia: a case report. J Oral Maxillofac Surg. 2014;72:886.e1-4.
8. Madden LL, Gross RD, Smith LJ. Bilateral Eagle syndrome causing dysphagia. Ear Nose Throat J. 2015;94:69-70.
9. Bensoussan Y, Letourneau-Guillon L, Ayad T. Atypical presentation of Eagle syndrome with hypoglossal nerve palsy and Horner syndrome. Head Neck. 2014;36:E136-8.
10. Kent DT, Rath TJ, Synderman C. Conventional and 3-Dimensional Computerized Tomography in Eagle´s Syndrome, Glosopharyngeal Neuralgia and Asyntmatic Controls. Otolaryngol Head Neck Surg. 2015;153:41-7.
11. Sanz Gonzalo JJ, Maiz Cal J, Lao Luque X, Luzardo C. Síndrome de Eagle: ictus de repetición como presentación clínica; calcificación estilohioidea completa. Acta Otorrinolaringol Esp. 2010;61:233-5.
12. Ferreira PC, Mendanha M, Frada T, Carvalho J, Silva A, Amarante J. Eagle syndrome. J Craniofac Surg. 2014;25:e84-6.
13. Kamal A, Nazir R, Usman M, Salam B, Sana F. Eagle syndrome; radiological evaluation and management. JPMA. 2014;64:1315-7.
14. Martins WD, Ribas MdeO, Bisinelli J, Franca BH, Martins G. Eagle's syndrome: treatment by intraoral bilateral resection of the ossified stylohyoid ligament. A review and report of two cases. Cranio 2013;31:226-31.
15. Müderris T, Bercin S, Sevil E, Beton S, Kiris M. Surgical management of elongated styloid process: intraoral or transcervical. Eur Arch Otorhinolaryngol. 2014;271:1709-13.
16. Mareque Bueno J, Hernández Alfaro F, Biosca de Tejada MJ, Coll Anglada M, Arenaz J. Abordaje intraoral en el síndrome de Eagle. Presentación de un caso clínico. Rev Esp Cir Oral Maxilofac. 2011;33:157-61.
17. Bertossi D, Albanese M, Chiarini L, Corega C, Mortellaro C, Nocini P. Eagle syndrome surgical treatment with piezosurgery. J Craniofac Surg. 2014;25:811-3.

REVISTA ORL
E-ISSN: 2444-7986 – DOI: HTTP://DX.DOI.ORG/10.14201/ORL201781
CDU: 616.2 –IBIC: OTORRINOLARINGOLOGÍA (NARIZ, GARGANTA, OÍDOS) [MJP] – BIC: OTORHINOLARYNGOLOGY [ENT] –
BISAC: MEDICAL / OTORHINOLARYNGOLOGY [MED066000]
VOL. 8, N. 1, 2017

DIRECTRICES PARA LOS AUTORES

Las directrices para autores pueden consultarse y se mantienen actualizadas en el enlace «Directrices para autores» de la web de la plataforma OJS de Revista ORL en Ediciones Universidad de Salamanca (http://revistas.usal.es/index.php/2444-7986/).

REMISIÓN DE MANUSCRITOS
Exclusivamente en línea a través de la plataforma OJS de Ediciones Universidad de Salamanca.

TIPOS DE ARTÍCULO
Artículo original
Artículo de revisión
Artículo de colaboración especial
Evidencia y recomendación
Caso clínico
Carta al Director
Editorial
Libros
Guía
Recensión

ORIGINALIDAD DE LOS CONTENIDOS
Los trabajos deben ser originales e inéditos. No se admite plagio. La detección de plagio conlleva las sanciones indicadas en «Directrices para autores».

IDIOMA
Los artículos deberán estar escritos en lengua española.

PRESENTACIÓN DE LOS MANUSCRITOS
Los autores deben enviar el MANUSCRITO y la CARTA DE PRESENTACIÓN en las plantillas descargable en «Directrices para autores».
Los autores deben seguir las normas formales indicadas para cada tipo de artículo indicadas en «Directrices para autores» (extensión, estructura).

ESTRUCTURA BÁSICA DEL MANUSCRITO
Incluye: título en español e inglés; nombre completo de los autores separados por punto y coma; institución; correo electrónico del autor de correspondencia; resumen estructurado en español e inglés (máximo 250 palabras) y las palabras clave en español e inglés (máximo 6); texto estructurado en los apartados: introducción, material y método, resultados, discusión, conclusiones, bibliografía.
Al final del documento se incluirán las tablas (con su leyenda encima numeradas con número arábigo) y las figuras (con su leyenda debajo numeradas con número arábigo).

Para la redacción de los trabajos, los autores pueden utilizar como guía los Uniform Requirements for Manuscripts Submitted to Biomedical Journals (http://www.icmje.org) elaborados por el Grupo de Vancouver.
Para cada tipo de artículo, según la metodología, se recomienda seguir las directrices de las listas de verificación publicadas (ver: http://www.equator-network.org/).

Abreviaturas: Pueden emplearse abreviaturas en el texto. Deben definirse en el texto la primera vez que se mencionen. Las abreviaturas de las unidades de medida serán las recomendadas en Rev Esp Cardiol. 2004;57:538-56.
Formato del texto: Letra Arial de 10 puntos, con un espacio de separación entre líneas. El texto ha de escribirse en letra redonda, en minúscula evitando párrafos sólo en mayúsculas. Las palabras en otros idiomas que figuren en el texto deben ponerse en cursiva.
Los números de las citas bibliográficas en el texto se colocarán entre corchetes [número] numerados según el orden de aparición en el texto.

FORMATO DE LAS CITAS BIBLIOGRÁFICAS
Se seguirán las normas de Uniform Requirements for Manuscripts Submitted to Biomedical Journals del International Committee of Medical Journal Editors (ICMJE) http://www.icmje.org, que recomienda que el formato y estilo de citación siga las normas que se resumen en «NLM's International Committee of Medical Journal Editors (ICMJE) Recommendations for the Conduct, Reporting, Editing and Publication of Scholarly Work in Medical Journals» (https://www.nlm.nih.gov/bsd/uniform_requirements.html). Para ver ejemplos detallados de referencias bibliográficas remite a la publicación de la NLM: «Citing Medicine, 2nd edition http://www.ncbi.nlm.nih.gov/books/NBK7256/»
Los títulos de las revistas deben figurar en formato abreviado.
Los autores pueden consultar el estilo usado por MEDLINE respecto a los títulos abreviados en http://www.ncbi.nlm.nih.gov/nlmcatalog/journals (recomendado por ICMJE).

ARTÍCULOS DE LA SECCIÓN «EVIDENCIA Y RECOMENDACIÓN»
Las normas y estructura de este tipo de artículos pueden consultarse en el enlace «Directrices para autores». El artículo debe enviarse en su plantilla específica. La estructura básica de los artículos de la sección «Evidencia y recomendación» constan de: título en forma de pregunta; resumen/palabras clave / summary/keywords; situación del tema; pregunta clínica (PICO); revisión bibliográfica (palabras clave / estrategias de búsqueda; criterios de inclusión y exclusión; resultados de la búsqueda); nivel de evidencia (GRADE); recomendaciones (GRADE).

NÚMEROS ESPECIALES
Los autores deben consultar las normas en «Directrices para autores» en los apartados «Suplemento de resúmenes de congresos» y «Publicación de libros».

AVISO DE DERECHOS DE AUTOR
Revista ORL se publica en acceso abierto (Open Access). Los autores conservan los derechos de autor y ceden Ediciones Universidad de Salamanca el derecho de la publicación, distribución y reproducción de los artículos bajo Licencia CC BY-NC-ND (Licencia para todos los artículos: Licencia Creative Commons Atribución-NoComercial-SinDerivar 4.0 Internacional).
Ediciones Universidad de Salamanca puede ceder derechos para incluir sus contenidos completos en otros repositorios institucionales.
Los autores pueden disponer de una copia post-publicación (postprint) para su inserción en repositorio institucional o web personal inmediatamente después de su publicación haciendo mención de la cita bibliográfica original según la política de copyright y autoarchivo: SHERPA/RoMEO, DULCINEA.

EVISTA ORL
E-ISSN: 2444-7986 – DOI: HTTPS://DOI.ORG/10.14201/ORL201781
CDU: 616.2 –IBIC: OTORRINOLARINGOLOGÍA (NARIZ, GARGANTA, OÍDOS) [MJP] – BIC: OTORHINOLARYNGOLOGY [ENT] –
BISAC: MEDICAL / OTORHINOLARYNGOLOGY [MED066000]
VOL. 8, N. 1, 2017

EDITORIAL

Anclados en el futuro
José Luis PARDAL-REFOYO
                                                                            1-3

ARTÍCULO ORIGINAL

Experiencia con Video Head Impulse Testing (vHIT)
Carmen ÁLVAREZ-SANTACRUZ, María LÓPEZ-ROBLES, Diego
HELLÍN-MESSEGUER
                                                                            5-15

Sistema de notificación de incidentes sin daño en el sistema de salud de Castilla y
León
María José PEREZ-BOILLOS, Montserrat ALCALDE-MARTÍN, Isabel GARCÍA-
PALOMAR, Josefa GONZÁLEZ-PASTRANA, Mª Soledad MONTERO-ALONSO,
Pilar GARCÍA-ESPINOSA
                                                                            17-21

ARTÍCULO DE REVISIÓN

Bloqueo de la vía aérea tras la extubación. Revisión bibliográfica
Álvaro SÁNCHEZ-TABERNERO, José Luis PARDAL-REFOYO, Jesús Javier
CUELLO-AZCÁRATE
                                                                            23-29

Resonancia magnética en hipoacusia y vértigo
Manuel Ángel MARTÍN-PÉREZ, José Martín MARÍN-BALBÍN, Rodrigo BLANCO-
HERNÁNDEZ, Ignacio MARTÍN-GARCÍA, Roberto TABERNERO-RICO, Miguel
GONZALO-DOMÍNGUEZ
                                                                            31-46

Evidencia y recomendación. ¿La neuromonitorización intermitente es útil para la
reducción de parálisis de nervio laríngeo recurrente en cirugía de tiroides?
José Luis PARDAL-REFOYO
                                                                            47-51

CASO CLÍNICO

Implante coclear en enfermedad de Ménière bilateral. Descripción de un caso
Ainhoa MORENO-BRAVO, Hortensia SÁNCHEZ-GÓMEZ, Gabriel Alejandro
AGUILERA-AGUILERA, Myriam GONZÁLEZ-SÁNCHEZ, Santiago SANTA CRUZ-
RUIZ, Ángel BATUECAS-CALETRÍO
                                                                            53-60

Estenosis subglótica como manifesteción en la enfermedad de Wegener.
Descripción de un caso
Sofía VALLE-OLSEN, Rafael CABANÁS-VEGA, Óscar Emilio CAZORLA-RAMOS,
José PÉREZ-ARCOS
                                                                            61-64

Odinofagia y cervicobraquialgia en síndrome de Eagle. Descripción de un caso
Elena SANCHEZ-LEGAZA, José Luis REPETTO-LOPEZ, Regla GALLEGO-
GALLEGOS
                                                                            65-68

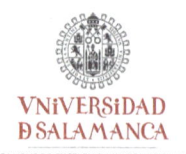

VNIVERSIDAD
D SALAMANCA
CAMPUS DE EXCELENCIA INTERNACIONAL

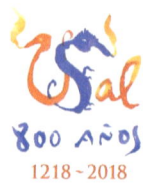

Usal
800 AÑOS
1218 ~ 2018

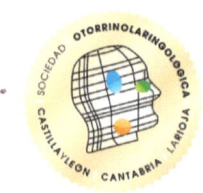

SOCIEDAD OTORRINOLARINGOLÓGICA CASTILLA LEÓN CANTABRIA LA RIOJA

Fecha de publicación de este
volumen: marzo de 2017